内分泌系统工作原理

How The Endocrine System Works

（第 2 版）

内分泌系统工作原理

How The Endocrine System Works

（第2版）

原　著　J. Matthew Neal

主　译　康继宏

译　者（按姓名汉语拼音排序）

付　毅　北京大学医学部

康继宏　北京大学医学部

李　烁　北京大学医学部

庞　炜　北京大学医学部

徐国恒　北京大学医学部

姚伟娟　北京大学医学部

尹　悦　北京大学医学部

北京大学医学出版社

NEIFENMI XITONG GONGZUO YUANLI (DI 2 BAN)

图书在版编目（CIP）数据

内分泌系统工作原理：第2版/（美）马修·尼尔（J. Matthew Neal）原著；康继宏主译. —北京：北京大学医学出版社，2023.9
书名原文：How The Endocrine System Works（Second Edition）
ISBN 978-7-5659-2904-5

Ⅰ．①内…　Ⅱ．①马…②康…　Ⅲ．①内分泌病—诊疗　Ⅳ．①R58

中国国家版本馆CIP数据核字（2023）第079807号

北京市版权局著作权合同登记号：图字：01-2020-6605
How The Endocrine System Works. Second Edition. J. Matthew Neal.
ISBN 9781118931462.
This edition first published 2016 © 2016 years by John Wiley & Sons Ltd.
All Rights Reserved. This translation published under license with the original
publisher John Wiley & Sons, Inc.
Simplified Chinese translation copyright © 2023 by Peking University Medical Press.
All rights reserved.

内分泌系统工作原理（第2版）

主　　译：康继宏
出版发行：北京大学医学出版社
地　　址：（100191）北京市海淀区学院路38号　北京大学医学部院内
电　　话：发行部 010-82802230；图书邮购 010-82802495
网　　址：http://www.pumpress.com.cn
E - m a i l：booksale@bjmu.edu.cn
印　　刷：北京信彩瑞禾印刷厂
经　　销：新华书店
策划编辑：董采萱
责任编辑：刘　燕　靳　奕　　责任校对：靳新强　　责任印制：李　啸
开　　本：889 mm×1194 mm　1/16　印张：7.75　字数：231千字
版　　次：2023年9月第1版　2023年9月第1次印刷
书　　号：ISBN 978-7-5659-2904-5
定　　价：59.00元

译者前言

内分泌系统通过经典和非经典的内分泌腺 / 器官分泌的激素，与神经系统一起共同调节机体的功能活动，维持内环境的稳态。

本书以讲座的形式编写，叙述简明扼要，除了描述经典的内分泌腺及相关疾病以外，还深入浅出地介绍了葡萄糖代谢、脂质代谢紊乱、临床试验、循证医学与文献阅读，并配以大量图片，具有很强的参考价值。

本译著是北京大学医学部生理学与病理生理学系同仁辛勤劳动的结晶，并在北京大学医学出版社的大力支持下得以顺利完成和出版，在此对所有为本书做出贡献的工作者致以最衷心的感谢。

尽管译者团队已尽全力，由于水平有限，错误与不当之处在所难免，恳请读者批评指正。

康继宏

如何使用这本书

这本书可以看作是一个对内分泌系统的概述，本书的第 1 版于 2002 年出版。它面向的群体不是内分泌科医生，而是那些希望对这个医学分支有一个简明了解的人。它也不是一本综合性的课本或学习指南，因为这样的书已经有很多了。我希望本书的内容能让你坐下来，花几个晚上就能理解、吸收；同时本书提供了足够多的背景知识，可以让你把内分泌学的原理应用到未来的临床工作中去。

本书是以讲座形式编写的，就像我在和你们私下交谈一样。它旨在能让你从头到尾地阅读，并尽可能有趣（有人会质疑内分泌学怎么可能会有趣！）。我试着在主题中加入一些幽默元素，并且不时提到内分泌学中一些有趣的历史事件，如胰岛素和可的松的发现，因为我们可以从历史中学习到很多东西。我强调基础知识，同时避免过多的细节以及过度简单。

这次更新的一个新增内容是关于循证医学、流行病学和生物统计学部分，因为所有医学生都需要了解这些内容。我努力在不让你们厌烦细节太多的情况下介绍这些知识。

最后，每章末尾都增加了复习题。

这本书可以单独用于入门课程，也可以与更详细的教科书配套使用。不管你们如何使用，我都希望你们喜欢它！有关这本书的任何反馈可以随时发给我。

J. Matthew Neal

原著致谢

感谢在我写这本书的时候给我帮助的人。感谢 Wiley-Blackwell 的工作人员，他们促使我开始修订这本书，并提供了很多帮助。还要感谢 Lauren Sompayrac 博士，他是这套系列丛书的主编，在我写作的过程中给予了很多反馈。感谢我们科的住院医师和医学生，他们提供了建设性的意见和反馈。最后，我要感谢我的妻子 Alexis，感谢她在此过程中给予我的极大帮助和耐心。

目录

第1讲 概论

内分泌学是对内分泌腺及其分泌物的研究。由于需要理解所有的机制和反馈回路，它可能是一个难以掌握的主题。然而，理解内分泌系统的一种方法是将其分解为更小的部分，这正是我在这本书中试图完成的。将每个内分泌系统视为更大群体的一部分可能会有帮助：设想一支由所有球员（四分卫、跑卫、中锋、后卫、接球手、弃踢手等）组成的橄榄球队。每一位球员都必须正确地完成他的工作，球队才能获胜。如果有一个球员不同步，即使其他球员发挥得天衣无缝，比赛也可能会失败（在内分泌学中，这种情况经常发生，就像在其他人类疾病中一样）。四分卫负责球队，指挥比赛并提供领导。希望你的内分泌系统拥有一个很好的四分卫，但是，就像在橄榄球比赛中一样，一些人的表现会变得乏善可陈，一些支持球员也是如此。

橄榄球队经常用听得见的信号来交流比赛。复杂的有机体也需要详细的交流才能正常运作；它们已经开发出激素来将信息或指令从有机体的一个部分发送到另一个部分。简单的单细胞生物不太需要复杂的内分泌系统。但随着生物体变得更加复杂，大量的细胞间通讯机制对于维持内环境稳态就变得必要了。

"激素"这个词起源于希腊语，意思是"唤醒活动"。对于许多外行人来说，"激素"这个词会让他们联想到雌激素或甲状腺素替代疗法。事实上，激素有很多种，每天都有新的发现；有些激素比其他激素更重要。

内分泌系统通过将激素（例如胰岛素、生长激素、甲状腺素）直接分泌到循环中来向身体发送信号。相反，外分泌腺将它们的产物分泌到导管系统中（例如汗腺、胰腺）。

内分泌系统由遍布全身的多种不同的腺体组成。内分泌腺可以分为两类。第一类或"经典"腺体的功能在本质上主要是内分泌。第二类或"非经典"腺体主要发挥其他功能，但它们也分泌重要的物质。

"经典"内分泌腺包括垂体前叶、甲状腺、甲状旁腺、肾上腺皮质和髓质、性腺（睾丸和卵巢），以及胰腺内分泌部。这些腺体的主要功能是制造特定的激素。一些非经典的内分泌器官和它们的激素包括心脏（心房钠尿肽）、肾（钙三醇、肾素）、淋巴细胞（细胞因子、白介素）、胃肠道（促胃液素、促胰液素、血管活性肠肽）和许多其他器官。许多"经典"的激素受下丘脑和垂体的调控，它们两个可以被认为是神经系统的延伸。事实上，神经系统和内分泌系统可以非常紧密地一起发挥作用（神经内分泌学）。

激素的功能

那么为什么激素如此重要呢？一个生物要想生存，首先必须拥有的就是能量。食物必须转化为能量，多余的能量需要转化为可储存的物质，储存的能量必须能在必要时被调动以满足生物体的需要。在关于糖代谢的章节中，我们将学习胰岛素和胰高血糖素对身体代谢的影响以及许多出现问题后所致的疾病。甲状腺素在调节人体新陈代谢方面很重要。当没有食物时，糖原和脂质是提供长期能量需求所必需的。

机体必须保持其内部环境。这并不像听起来那么容易。许多激素在这里发挥作用。抗利尿激素、醛固酮和心房钠尿肽等激素对水钠平衡很重要。钙是许多身体功能所必需的，其代谢受甲状旁腺激素和维生素 D 的调节。包括甲状腺素、生长激素和性类固醇在内的几种激素控制生长和发育。所有这些激素都需要作为一个团队一起工作，身体才能在一个有序的环境中生存。

当然，繁殖对于任何生物体的持续生存都是必不可少的。专门的生殖器官（性腺）产生性类固醇，这是精子发生和排卵（以及正常生长和发育）所必需的。性腺受到下丘脑 - 垂体轴（HPA）的复杂控制。

激素的组成

激素由多种不同的分子构成。绝大多数激素属于蛋白质或肽类。蛋白质是连接在一起的氨基酸链。其中一些肽类激素在长度上只有几个氨基酸；大多数要大得多，有些长度超过 200 个氨基酸。即使是非常小的蛋白质血管加压素（一种九肽），看起来也很复杂。

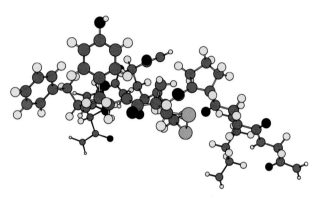

精氨酸加压素

糖蛋白是一种混合激素，由一个肽类激素和与之相连的碳水化合物部分组成。人类四种糖蛋白激素包括黄体生成素（LH）、卵泡刺激素（FSH）、促甲状腺激素（TSH）和人绒毛膜促性腺激素（β-hCG）。这些激素都有一个共同的 α 亚基（α-SU）；但 β 亚基各不相同。

一个或两个氨基酸可以被修饰以形成激素，而不是连在一起形成蛋白质。氨基酸酪氨酸就被修饰成儿茶酚胺（如肾上腺素和去甲肾上腺素）。虽然从技术上说，两个氨基酸结合在一起形成一个肽，但这些氨基酸通常以某种形式被修饰。儿茶酚胺激素在中枢神经系统中非常重要。甲状腺激素（T4，T3）是由两个被修饰的并加了几个碘原子的酪氨酸分子连在一起而形成的。

酪氨酸

胆固醇虽然是一种与动脉粥样硬化相关的分子，但事实上它对生命至关重要。它是类固醇类激素（如皮质醇、醛固酮、雌二醇和睾酮）和固醇激素（如钙三醇）的前体。

另一种常见的激素前体是脂肪酸衍生物（脂肪的主要储存成分），它是被称为类二十烷酸的激素的前体。最重要的类二十烷酸——前列腺素，来源于花生四烯酸。其他的包括血栓素、白三烯和前

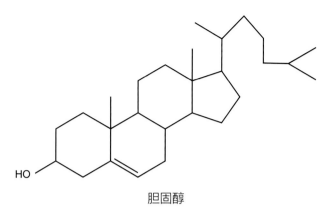

胆固醇

列环素。它们在平滑肌收缩、止血、炎症和免疫反应、循环、呼吸及胃肠系统中很重要。

钙等简单离子也具有激素样作用，钙的代谢将在第 6 讲中讨论。

激素如何发挥作用

激素必须有方法告诉其他细胞该做什么。激素的最终效应通常在细胞核，引起一个对细胞有某些影响的蛋白质的产生。某些激素可直接进入细胞核并在那里发挥作用。这类激素往往很容易穿过细胞膜。为了穿过细胞膜，它们通常必须是"非极性的"（不带电），这包括类固醇和碘甲腺原氨酸。

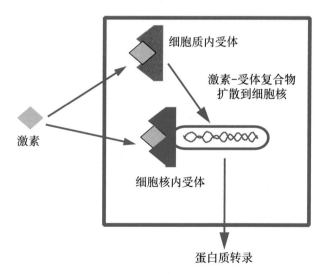

直接与细胞核或细胞质受体相互作用的激素

第二类激素并没有直接作用，而是与细胞表面的受体结合，启动一个或多个执行任务的第二信使的产生。一个信使可能触发另一个信使，另一个信使又可能触发下一个，依此类推。这种"多信使"

的概念被称为级联放大作用，也是其中一些激素能在极低浓度（例如：10^{-12} mol/L）下起作用的原因。与橄榄球比赛类比的话，这可以看作一个跑卫在他的防守队员身后带球。如果没有防守队员，他可能很快就被拦截并迅速结束比赛；但如果有多个防守队员，他的能力可以被"放大"，这样就能比他一个人时跑更长距离。这些激素往往是高度电荷化的，包括多肽、糖蛋白和儿茶酚胺激素，因此不能轻易地穿过细胞膜。

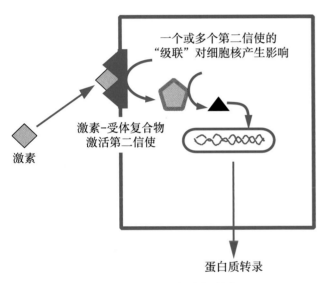

一个或多个第二信使的"级联"对细胞核产生影响

激素

激素-受体复合物
激活第二信使

蛋白质转录

与细胞表面受体结合的激素

这些激素间的另一个重要区别是它们怎样在血液中运输。那些直接作用于细胞核的激素（例如类固醇，如雌二醇、睾酮等性类固醇激素和糖皮质激素）通常与载体蛋白结合进行运输。[有意思的是，盐皮质激素类固醇（例如醛固酮）并没有结合蛋白。] 这些载体蛋白可能对这些激素有特异性（例如性激素结合球蛋白、皮质醇结合球蛋白、甲状腺激素结合球蛋白），或者可能是常见的蛋白质（例如白蛋白）。激素如果与载体蛋白结合，则降解得更慢，使其在血清中具有更长的半衰期。

与载体蛋白结合的那部分通常是无活性的。激素的一小部分不与载体蛋白结合，称为活化或游离部分。这具有临床意义，因为一些常见的情况可能会导致载体蛋白量的增加或减少。这并不影响游离（活化）的部分，但能影响存在的激素总量（游离＋结合）。许多实验室测量的是总量，而不是游离激素的水平。结果，当存在载体蛋白的异常时，总激素量可能无法准确地反映游离激素水平，这可能导

致诊断和治疗上的错误。幸运的是，许多激素都可以在游离（未结合）状态下进行测量，这样就避免了此类问题。

肽类、糖蛋白、盐皮质激素和儿茶酚胺激素不与载体蛋白结合，因此不存在上述问题。由于它们在血浆中以非结合的形式运输，它们通常比那些与载体蛋白结合的激素降解得更快。一些糖蛋白，由于其碳水化合物的部分较大，它们比纯肽类激素的代谢要更缓慢。

激素调节

虽然内分泌系统非常复杂，但好处是如果你理解机制，它的大部分表现都可以被掌握。大多数激素都有另一个激素来调节它的分泌；刺激另一种激素分泌的激素称为促激素或刺激性激素。那些引起激素分泌减少的激素称为抑制性激素。由某种腺体分泌的激素会在靶腺的细胞核上产生一定的效应（例如，产生蛋白质）。一旦这种物质达到所需的水平，它会告诉分泌促激素的细胞慢下来并停止刺激内分泌器官。这通过一种称为反馈抑制的过程导致激素水平的下降。这样可通过防止合成过多的激素来使整个系统处于控制之中。实际上，内分泌器官的终产物变成了一种间接的抑制激素（通过抑制促激素的产生）。

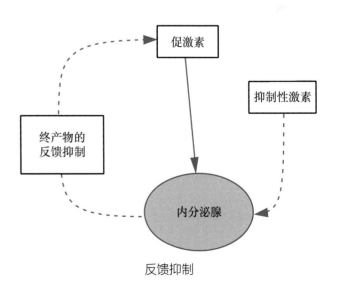

促激素

抑制性激素

终产物的
反馈抑制

内分泌腺

反馈抑制

你也许可以把反馈抑制的概念与把汽车油箱灌满这件事来类比。当你的油表显示油箱空了，你就得去加油站。如果油表发生故障，那就会出问题（例如，它告诉你空了的时候实际上油箱是满的，

或者反过来，它会使汽油在不经意间耗完了）。当你加油时，油箱一满油泵就应该停止灌油。如果它停得太快，油箱就不会灌满；如果它在油箱满了之后还不停下来，油就会溢出来流得到处都是。反馈抑制的目的就是将"油箱"保持在正确的水平。

当某些东西破坏了正常的反馈机制时，内分泌系统就会乱套，造成激素异常。大多数内分泌失调都可以被认为是反馈机制紊乱造成的，从而导致了内分泌系统的紊乱：

1. 尽管刺激通路正常，但由于靶器官被破坏或缺失，所产生的激素不足（功能减退）：它不能对促激素的刺激产生反应（原发性缺乏，比如由于桥本甲状腺炎或甲状腺切除术造成的甲状腺功能减退；即器官被损坏或缺失）。

2. 靶器官产生过多激素（功能亢进——就像油箱已经满了但油泵并没有停下来一样）：尽管促激素是被抑制的，但发生了激素的自主分泌 [例如，肾上腺肿瘤的自主功能导致的库欣综合征（糖皮质激素过量分泌），毒性结节性甲状腺肿造成的甲状腺功能亢进]。

3. 受体缺陷 / 激素抵抗：尽管存在大量的激素但并没有产生预期的效果 [例如 2 型糖尿病，雄激素不敏感综合征（睾丸女性化）]。

4. 过量的促激素继发性地引起靶器官产生过量激素 [例如，促肾上腺皮质激素（ACTH）产生过多所引起的库欣综合征]。

5. 促激素缺乏：尽管主要的器官在结构上是完整的，但靶器官产生的激素不足（继发性缺失，如垂体功能减退）。

6. 外源激素的过量使用（例如，使用过量的糖皮质激素药物所导致的库欣综合征）。

内分泌和免疫系统之间的相互作用

人们很久以前就认识到内分泌发生显著改变（例如性腺切除术、怀孕）之后，免疫系统也会发生改变。这使人们认为在免疫系统和内分泌系统之间存在重要的相互作用。细胞因子是免疫细胞分泌的极为有效的分子，它们对内分泌系统具有重要的调节作用；在某种程度上，它们就像激素本身一样发挥作用。数百种不同的细胞因子已被分离出来，包括白细胞介素、肿瘤坏死因子、干扰素、转化生长因子和集落刺激因子。这些免疫因子可抑制或增

强内分泌。比如，人们很久以前就观察到严重烧伤患者的糖皮质激素和儿茶酚胺的产生剧烈增加；这种增加大部分是由各种炎症因子对肾上腺皮质和髓质的影响造成的。一种被称为正常甲状腺功能病态综合征的非常常见的病症至少部分是由细胞因子等炎症产物所介导的。对这个主题的全面讨论很复杂，超出了本文的范围。

激素的测量

虽然我们能测量血液中大多数已知的激素，但是我们测量它们的条件非常重要。随机激素水平通常没什么用，因为许多激素是以周期性或循环的方式分泌的，在一天之内它们的水平是变化的。例如，皮质醇水平通常在早上最高，在晚上较低。但对于上夜班的人来说，这些水平经常是相反的。完全失明的人有时候会失去这种周期性变化，所以日光的存在可能对这一现象有某种影响。

为了充分研究某些激素的分泌，我们必须进行"扰动"试验，在试验中给予某种物质以产生预期结果（即刺激或抑制激素的分泌）。如果担心激素缺乏，可以通过使用促泌剂（引起激素反应的物质）来进行刺激试验。通常在使用促泌剂之前以及之后的一个或多个时间间隔来测量感兴趣的激素。

如果怀疑激素过量，则进行抑制试验：使用已知可抑制该激素水平的物质。例如，随机生长激素（GH）水平通常无法用于评估 GH 过量（巨人症或肢端肥大症），因为垂体激素的分泌是间歇性的。由于高血糖症是已知的能抑制 GH 分泌的因素，因此可以进行葡萄糖抑制试验，在这个试验中 GH 水平可以在大量口服葡萄糖之前和之后进行测量。在正常健康状态下，GH 是被抑制的；而在肢端肥大症中，分泌是自发的且不受抑制。

刺激试验的替代方法是收集较长时间内（如 24 小时）的尿液，这样可以消除随机激素测量相关的一些问题。例如，嗜铬细胞瘤经常间歇性地分泌儿茶酚胺，这使得在静止期内所进行的随机测量并不理想。但这些患者的 24 小时尿液中儿茶酚胺和代谢物却通常会升高（虽然在活动期进行血浆测量可能也有用）。

人们在解释实验室试验的"正常值"时往往需要非常谨慎。大多数的人类测量（身高、体重、智力等）以及激素功能的检测遵循正态分布或"钟形曲线"：

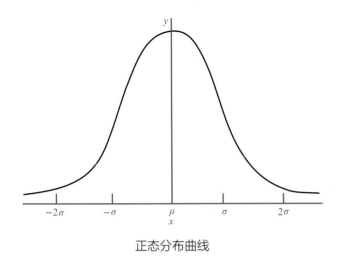

正态分布曲线

正态分布曲线对于平均值（μ）或第 50 百分位数来说是对称的。高于平均值一个和两个标准差（σ）分别大概对应着第 84 百分位数和第 97.5 百分位数，低于平均值一个和两个标准差分别对应着第 16 百分位数和第 2.5 百分位数。实验室通常将"正常范围"定义为 95% 置信区间（高于或低于平均值两个标准差）；这意味着，根据定义，5% 的"正常"人将落在"正常范围"以外，并且那个最小的异常值可能仅代表一个正常的变异。

正常范围可能根据人口的变化（年龄、性别、种族等）而有所不同。例如，孕期"正常的"TSH 水平显著低于非怀孕女性，这是由孕期高浓度的糖蛋白激素 β-hCG 造成的，β-hCG 在非常高浓度时具有 TSH 样活性（所以机体需要较少的天然 TSH）；另外，老年患者的"正常"TSH 值偏高。由于一些与血糖控制无关的遗传因素，非裔美国人和拉丁裔美国人（假设血糖水平相等）的血红蛋白 A_{1c} 水平（糖尿病长期血糖控制的指标）似乎略高。

此外，某些激素的"正常范围"可能相当大，例如，血清总甲状腺素的正常范围是 5.0～12.0 μg/dl。所以，一个患有甲状腺功能减退的人可能具有"正常"的 5.2 μg/dl 的 T4；而对他来说"正常值"实际上是 9 μg/dl。因此，测量感兴趣的激素和它的促激素（称为激素对）通常很有用。的确，许多正常 T4 水平低的患者具有较高的 TSH 水平，提示了轻度原发性（亚临床）甲状腺功能减退。测量激素对通常要比单独测量其中一种激素能提供更多的信息。

内分泌失调的命名

正常的内分泌状态由希腊前缀"eu"表示

[如，血糖正常（euglycemia）、甲状腺功能正常（euthyroid）、血钙正常（eucalcemic）]。功能减退状态由前缀"hypo"表示[例如，甲状旁腺功能减退症（hypoparathyroidism）、垂体功能减退症（hypopituitarism）]；前缀"hyper"显然意味着太多。功能亢进状态的例子包括甲状腺功能亢进症（hyperthyroidism，简称甲亢）、甲状旁腺功能亢进症（hyperparathyroidism）和高胰岛素血症（hyperinsulinism）。这些失调还可以更具体地分类。例如，甲亢的病因有许多：格雷夫斯（Graves'）病、毒性结节性甲状腺肿和亚急性甲状腺炎。血糖水平升高的患者经常被称为患有糖尿病，而不是高血糖。

功能低下

激素缺乏综合征

如果主要的（靶）器官功能不足或缺失就会发生内分泌不足，这是一种原发性的缺失异常。例子包括由桥本甲状腺炎或甲状腺切除术造成的甲状腺功能减退症、艾迪生（Addison's）病（原发性肾上腺功能不全）以及 1 型糖尿病。在原发性的疾病中，该器官的促激素水平升高；比如，原发性甲状腺功能减退症的患者血清 TSH 水平升高。在这种情况下促激素就像"抽打一匹死马"——尽管有大量的促激素去刺激它，但是该腺体还是不能正常工作。

当靶腺的促激素缺乏时，会发生继发性缺失异常。这发生在垂体功能减退症中，这种疾病中靶腺（甲状腺、肾上腺、性腺）在结构上是完整的，但是都不能受到适当的刺激。三级异常与继发性综合征类似，只是它发生的水平更高一级；也就是作用于靶腺的促激素是缺乏的。一个例子就是下丘脑功能障碍，在这种疾病中，下丘脑激素的产生量不足，难以刺激腺垂体，进而影响了下级靶腺的分泌。

抗体介导的（自身免疫）内分泌器官破坏是激素缺乏的最常见原因。正常情况下我们的机体产生抗体来抵御病毒和细菌等入侵者。然而，机体有时会产生抗体来攻击自身的器官，造成破坏。自身免疫疾病的倾向是由遗传介导的，但是环境因素（即暴露于环境"触发器"——可能是触发抗体反应的抗原）好像也是一个必要条件。

炎症或浸润性疾病也可能导致器官破坏和激素缺乏。患有胰腺炎症（胰腺炎）的患者由于胰岛素分泌不足，可能发展为糖尿病。血色病是一种相对常见的铁过载性遗传病，在这种疾病中过量的铁沉积会引起器官功能障碍。这种异常可能会导致糖尿病和肾上腺功能不全。

靶器官内或周围的大肿瘤也可能破坏很多细胞从而导致激素缺乏。一个常见的例子是垂体激素的缺乏（垂体功能减退症），这通常是由非常大的垂体或鞍上肿瘤的破坏性影响所导致的。破坏性肿瘤更常引起继发性而非原发性内分泌缺陷。

激素抵抗

也有可能某种激素的分泌量是足够的，但是由于机体对该激素的抵抗而使其不能有效地发挥作用。这种情况下，患者的激素受体要么不存在，要么对激素不够敏感以至于不能产生预期的代谢作用。所以，尽管能产生正常甚至较高的激素量，但这在临床医生看来反而是真正的内分泌缺乏异常。最常见的例子是 2 型糖尿病，这种患者（在开始阶段）就是胰岛素抵抗。不管其血清胰岛素水平是正常还是更高，他们仍出现血糖水平升高（高血糖）。要克服胰岛素抵抗可能需要非常大量的外源性胰岛素。

激素缺乏的治疗

在理想情况下，我们通过替代天然激素的方法来治疗激素缺乏综合征，以产生正常的生理水平。这对于具有相对长半衰期的口服吸收分子（如甲状腺素、氢化可的松、雌二醇）来说非常容易。然而有些激素口服吸收并不好。其中包括大多数肽类激素，它们会被胃肠道内的酸和消化酶破坏。这些激素很多是通过注射给药的，例子包括胰岛素和生长激素。一些肽经过合成修饰后在血液中存留的时间更长；这些包括去氨加压素（抗利尿激素或加压素的衍生物，可以口服给药）和奥曲肽（皮下给药的生长抑素类似物）。

其他的激素如睾酮虽然口服吸收良好，但它们在进入循环之前已在肝中代谢为无活性的产物（"首过"现象），这让它们变得无效。这些激素必须通过注射、鼻内或经皮制剂（凝胶或贴剂）给药。

并且，即使我们有激素可以提供，也可能无法以一种精确的生理学方式替代它。最好的例子是 1 型糖尿病，这些患者依赖胰岛素注射来维持生命。尽管有许多技术进步，但目前仍无法完美地模拟胰岛素的分泌。即便是在最理想的状态下，患者也必须学会妥协地生活，比如偶尔的高血糖和低血糖，这可能会干扰日常的生活。

内分泌过多综合征

与缺乏综合征一样，过多可能以原发或继发的形式发生。当器官在没有分泌促激素的腺体刺激的情况下本身就产生过多激素的时候，就发生了原发性失调。一个例子是由自主肾上腺肿瘤引起的原发性醛固酮增多症。继发性内分泌过多综合征的常见例子是库欣病，它是由垂体肿瘤导致的促肾上腺皮质激素（ACTH）分泌增加所引起的。在这种情况下，靶器官（肾上腺）一点问题也没有——它对过多的促激素做出了应有的反应。"外接手"（肾上腺）只是简单地服从了四分卫（垂体）的命令，而这位四分卫"打错了比赛"。

与激素缺失（通常由自身免疫疾病所引起）不同，激素过多综合征一般是由肿瘤（良性或恶性的）所引起的。这些肿瘤通常出现在正常产生激素的器官中。高功能肿瘤也可能出现在正常产生激素的器官以外的器官中，这种情况被称为副肿瘤或异位（"位置不当"）综合征。我们将在最后一讲中讨论这些综合征。

作为相当深奥的综合征的一部分，自身免疫综合征很少引起内分泌过多。一个例外是常见的 Graves' 病，在这种疾病中，甲状腺受体的自身抗体模拟了促激素（TSH）的作用，并导致甲状腺功能亢进。

激素过多的另一个原因是激素的外源性使用，无论是有意的（医源性）还是患者在医生不知道的情况下服用的（人为的）。例如，糖皮质激素通常被用来治疗移植患者以防止排斥。过去长期服用高剂量类固醇的治疗方案导致医源性库欣综合征（幸运的是，目前的免疫抑制治疗方案使用非常低的类固醇剂量，并依赖于新药物的免疫调节作用，这些新药靶向免疫过程的特定方面，大多数消除了这些问题）。糖皮质激素有时仍然以高剂量用于治疗其他慢性疾病（如风湿病和肺部疾病）。

人为使用激素的一个例子是那些希望通过服用外源性甲状腺素（未由任何医生开处方）来减肥的人，或者是那些没有糖尿病却用胰岛素或磺脲类药物自行诱发低血糖的人。这些患者经常是那些有精神问题的、能接触到药物的医护工作者。

内分泌学中的影像检查

X 射线平片（X 线片）价格低廉且操作简单，但在内分泌学中的应用有限。在用于成像的能级上，X 射线在很大程度上被含有高原子序数（Z，或者核中质子数）元素的分子所吸收。这种分子在 X 射线下看起来是不透明的（白色）。碘（Z=53）和钡（Z=56）是相对较重的元素，这就是为什么它们经常被用作放射性造影剂。（稳定碘的这种用途与它的放射性对应物的用途毫无关系。）含有钙（Z=20）的分子在 X 射线下也显示得很好（想想骨骼，它们是非常密实的）。一些内分泌失调与异位钙化有关，可以通过 X 射线平片检查。相反，有机分子主要含有碳、氧、氮、硫、磷和氢（低原子序数元素），因此它们不能很好地在常规的 X 射线胶片上显示。

核医学成像研究给患者使用放射性物质。它们可以通过口服（如放射性碘）、静脉注射（胶体硫）或吸入（氙）的方法给药。使用的元素通常是非放射性元素（或具有相似化学性质的元素）的放射性对应物（同位素）。例如，^{123}I 和 ^{131}I 是非放射性（稳定）。^{127}I 的同位素［紧接在化学符号前面的上标指的是质量数（A），它是质子数（Z）加上中子数得到的］。其他元素不存在于天然化合物中，但在结构和化学性质上与天然元素相似。锝（^{99m}Tc）是一种合成的过渡金属，具有放射性特征，这使其非常适合成像。它是没有任何稳定同位素的原子序数（Z=43）最低的元素，在元素周期表中位于钼和钌之间。它的低毒性、易于整合到多种化合物中、低成本的特性使其成为一种通用的多功能放射性核素。在核医学研究中，放射性元素要么以其天然形式给药，要么连接到模拟天然物质的分子上给药。

放射性核素可以通过多种方式发出射线。它们可能会发出非粒子能量，如光子（伽马射线），它们本质上是高能光束。伽马辐射发生在核事件之后（如 β 衰变），该核事件后核处于激发态。当核回到它的非激活态（基态）时，伽马射线就会从核中发出。X 射线与伽马射线是完全相同的能量类型，只不过 X 射线是在电子从高能态向低能态转变时从外层电子壳起源的，而不是从核中发出的。碘-123（^{123}I）和锝是纯伽马射线发射体的例子。

除了伽马射线，一些放射性核素还会发射粒子辐射。具有临床意义的核素发射 β 粒子，这是从核

中射出的电子，导致中子转化为质子。β 粒子可能会引起严重的组织破坏，因此这些元素不太适合用于成像。只有在需要实际破坏组织的时候才用到它们。^{131}I 是一种强大的 β 粒子发射体，用于破坏甲状腺功能亢进症和甲状腺癌患者的甲状腺组织。发射 β 粒子的重核素（如钍、铀和镭）在核医学中没有真正的临床用途。一些 α 粒子发射体在靶向免疫治疗中有治疗用途。

放射性核素由于具有放射性的特性而分解，半衰期是一半核素分解所需要的时间。衰减是指数级的，如果放射性核素的半衰期和原始量已知的话，可以计算出任何时间所存在的量：

$$A = A_0 e^{\frac{-0.693t}{t_{1/2}}}$$

其中 A = 当前核素的活度，A_0 = 核素的初始活度，t = 经过的时间，$t_{1/2}$ = 核素的半衰期，e = 自然对数的底数（2.71828…）。

放射性核素的物理量由其活度表示，与每秒钟分解的数量成正比。放射性核素活度的传统单位是居里（以发现钋和镭的著名核物理学家玛丽·居里的名字命名）。用于核医学的量在 1/1 000 居里（毫居里，mCi）或 1/1 000 000 居里（微居里，μCi）的范围内。另一个活度单位（在美国以外更常用）是贝可勒尔（Bq），1 mCi=37 MBq（兆贝可勒尔）。虽然活度（mCi 或 MBq）指的是放射性核素的实际物理量，但所传递的辐射剂量取决于许多因素，如发射的能量类型和伽马射线的能量，这超出了本文的范围。比如，30 mCi 的 ^{131}I 所提供的辐射是 30 mCi ^{123}I 所提供辐射的 100 倍，这是因为前者的能量和粒子发射数更高。

辐射计数器可以检测发射的伽马射线的量。它只检测来自患者的辐射量，并不提供空间信息。放射性核素的吸收可以利用这些测量计算出来，以给出在一定时间内聚集的核素的那部分量。伽马相机是一种更复杂的设备，它能产生二维图像或发射能量的器官的扫描图。比如伽马相机就被用于生成甲状腺扫描图像。虽然核医学提供了有用的功能信息，但它的扫描分辨率通常远低于其他成像方式。

超声利用高频声波，并利用它们能被不同材料衰减的特点来成像。声波由换能器产生，换能器被放置在与身体接触的地方。声波要么被反射回换能器，要么被吸收。换能器与发射波之间的距离是通

过测量发射波和回波之间的时间来计算的。吸收声波的材料（例如空气）使传回到换能器的声音很少或没有。非常精致的图像可以通过使用多个换能器来获得，高速计算机收集数据并通过能在屏幕上显示的二维形式来解释数据。

与核医学成像不同，超声不会使患者暴露于电离辐射。它也是一种可用于"实时"指导手术步骤的方式（例如，细针抽吸活检组织或将导管插入困难区域）。然而，超声的分辨率低于磁共振成像（MRI）或计算机断层扫描（CT）。超声对于充满空气的腔（比如肺）也不是很有用。

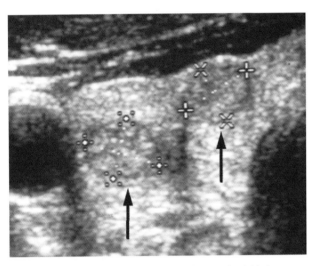

甲状腺乳头状癌患者甲状腺结节的超声检查

CT 使用传统的 X 射线束来产生身体某一部分的高分辨的"横截面"。患者被放置在 X 线管和一系列 X 线探测器之间，这些装置以圆形的方式围绕着患者。在探测器围绕患者转一整圈后，数据由计算机分析，计算机重建图像，即感兴趣区域的虚拟"横截面"。最近发展的高分辨（螺旋）CT，其 X 线管和探测器以螺旋方式从该区域的一端移动到另一端，产生比传统 CT 更多的数据点。单光子发射计算机断层扫描（SPECT）是 CT 和核医学的混合体，它使用监管的核源而不是 X 射线束来作为辐射源。

由于其速度，CT 可用来对含有内脏器官的大型体腔（如胸腔、腹腔或骨盆）进行成像。含碘造影剂经常被用来帮助识别关键结构。但这种造影剂对肾功能不全的患者是禁用的。许多患者对造影剂过敏，需要预先用皮质类固醇和抗组胺药治疗。这些造影剂还会干扰甲状腺的放射碘成像至少 4 周。

MRI 利用了暴露于强磁场时氢原子核的效应。在静息时，原子核是随机取向的。当暴露于磁场时，原子核发生"极化"，并以每种原子独有的特定频率振荡。由于身体有约 80% 的水（H_2O），因此有大量的氢发生极化。这些微弱 MR 信号的复杂计算机重建会产生详细的身体横截面图像。与 CT 相比，MRI 可以提供更多的成像角度。另一个好处是它没有电离辐射。缺点是与 CT 相比扫描时间相对较长。患者通常必须被封闭起来，这对那些幽闭恐惧症的患者来说很困难。现在有"开放式"MRI 单元，患者仅被部分封闭。然而这些装置使用较弱的磁场，可能不太适合对非常小的结构（如垂体）进行精确成像。MRI 强度以特斯拉（T）单位表示。强度为 0.5 T 的单元相对较弱，而最强的单元具有高达 6 T 的磁场。

正电子发射断层扫描（PET）使用短寿命放射核素，如氟 -18，这些核素可以被整合到葡萄糖等身体所利用的化合物中；因此除了提供解剖信息外，PET 还可以测量组织中的代谢活动。正电子是带正电荷的电子。当正电子和电子互相撞击时，它们会通过"湮灭反应"转化为能量，这种能量可以被传感器检测到。PET 主要用于测量脑和心肌血流，但在某些内分泌应用（如甲状腺癌转移的检测）中显示出一定的前景。PET 的一个缺点是放射性核素的半衰期极短，因此必须在回旋加速器的设施中制造。另一个缺点是费用（由于放射性核素和设备成本很高，它是可用的最昂贵的诊断检测之一）。

内分泌学中的基因检测

当 20 世纪 20 年代胰岛素被发现（一项了不起的成就）时，没人对人类遗传学了解太多，除了那些明显的（高个子的父母往往有高个子的孩子、家族中的秃顶等）以外。30 年以后人们才发现 DNA（20 世纪 50 年代初），而到遗传学被完全理解时又过了几十年。那个时候，设想今天我们能够确定疾病的分子遗传标记这件事是不可思议的。然而，随着技术以指数速度发展，可用的生物标志物的数量快速增长。

新遗传学标志物的发现使得人们能更容易地较早诊断疾病，并在症状出现之前进行治疗。比如，患有多发性内分泌腺瘤（MEN）Ⅱ 的患者家属曾经就必须接受繁琐的检查程序，以检测该综合征

内分泌学中遗传标志物的例子

KAL-1、FGFR1	卡尔曼综合征
PHEX（磷酸盐调节内肽酶同源物）	X 连锁低磷酸血症佝偻病
葡萄糖激酶（GCK）、肝细胞核因子 1α、KCNJ11	青年发病的成年型糖尿病（MODY）
BRAF、PPARγ	上皮性甲状腺癌
PROP1、POU1F1	垂体功能减退
RET、VHL、SDHB	家族性嗜铬细胞瘤 / 副神经节瘤综合征、多发性内分泌肿瘤 Ⅱ
MENIN	多发性内分泌肿瘤 Ⅰ
SHOX（矮个子同源盒）	特纳综合征，其他身材矮小综合征

中遇到的疾病（如甲状腺髓样癌、嗜铬细胞瘤）。在某种情况下（如嗜铬细胞瘤如果不治疗就会致命），这种对潜在受影响患者的检测是非常重要的。而现在，不用进行复杂的检测，仅进行 RET（转染期间重排）原癌基因的检测就可以识别有风险的患者；如果结果是阳性的，该患者就可以进行预防性手术（如甲状腺切除术）。

大多数常见的内分泌疾病仍然通过临床而非分子遗传标准来诊断。尽管一些罕见的糖尿病与特定的基因突变有关，但最常见的 2 型糖尿病是一种异质性的疾病，并没有确定的遗传标志物。常见的自身免疫性内分泌疾病（1 型糖尿病、桥本甲状腺炎等）与特定的 HLA 单倍型有关，尽管它们的外显率是可变的；我们知道，对于一个患上自身免疫性内分泌疾病的人，一些环境因素"触发器"是必须存在的，因为仅有遗传是不够的。比如，在单卵（同卵）双胞胎中，1 型糖尿病的一致率仅约 50%，意味着还存在着额外的、非遗传因素使双胞胎中的另一个患上这种疾病。

这一切都很好——但请记住，基因检测非常昂贵（每个基因>1 000 美元）。尽管随着技术的进步，这种成本在未来会降低。因此，现在仅对那些鉴定出特定遗传缺陷后能改变其治疗或对其家庭成员有影响的患者进行遗传学检测才是可行的。

结语

本讲座为内分泌系统的讨论构建了框架。希望你们现在对不同系统如何一起配合有了一个基本的了解。在下面的几个讲座中，我们将详细讨论每个"运动员"，并根据需要讨论前面的讲座。最后，我们将在最后一个讲座中讨论多个内分泌腺的疾病。

复习题

1. 一名 27 岁的女性遭遇车祸，脑外伤导致垂体柄完全横断。她会缺乏下列除（　　）以外的所有激素：
   a. 雌二醇
   b. 甲状腺素
   c. 皮质醇
   d. 醛固酮
   e. 生长激素

   （d）醛固酮的分泌受到肾素 - 血管紧张素系统的调节，而不是由垂体调节的。其他激素的正常分泌都依赖于垂体的正常功能。

2. 下列哪种疾病中其所缺乏的激素本身不能用于该病的治疗？
   a. 甲状旁腺功能减退症
   b. 1 型糖尿病
   c. 原发性肾上腺皮质功能不全
   d. 原发性性腺功能减退症
   e. 原发性甲状腺功能减退症

   （a）虽然合成型 PTH 可用于治疗骨质疏松，但不能用于治疗甲状旁腺功能减退症。其他几种疾病可分别用胰岛素、糖皮质激素 / 盐皮质激素、性类固醇和甲状腺素来治疗。

3. 下列哪种疾病是靶器官激素升高了而不是降低了？
   a. 甲状旁腺功能减退症
   b. 桥本甲状腺炎引起的原发性甲状腺功能减退症
   c. 因睾丸切除术引起的原发性甲状腺功能减退症
   d. 1 型糖尿病
   e. 2 型糖尿病

   （e）2 型糖尿病（至少在其早期阶段）是一种激素

抵抗疾病（在这种情况下是胰岛素抵抗），而不是激素缺乏造成的疾病。尽管胰岛素水平升高，但其受体缺陷导致其不能发挥正常的功能。其他各选项都是明显的激素缺乏的例子。

4. 抑制试验通常用于评估内分泌过剩。以下哪一项是主要用于评估内分泌不足的刺激性试验？

　　a. 地塞米松试验

　　b. 促肾上腺皮质素（合成的 ACTH）试验

　　c. 盐水输注试验

　　d. 葡萄糖耐量试验

（b）促肾上腺皮质素（1-24ACTH）刺激肾上腺皮质产生皮质醇，可用于评估肾上腺功能不全。地塞米松（a）用于评估库欣综合征的抑制试验；盐水输注（c）抑制醛固酮水平，用于评估醛固酮增多症；葡萄糖（d）抑制生长激素水平，用于评估生长激素过多（巨人症和肢端肥大症）。

5. 下列哪位患者没有原发性内分泌缺陷？

　　a. 一位 52 岁正在经历更年期的女性

　　b. 一位 34 岁因甲状腺癌接受甲状腺切除术的男性

　　c. 一位 16 岁新发糖尿病需要胰岛素治疗的女孩

　　d. 一位 14 岁因颅内肿瘤而垂体功能减退的男孩

　　e. 一位 47 岁感染 HIV 并因肾上腺真菌感染而导致肾上腺功能不全的男性

（d）这位患者因缺乏垂体促激素而存在多种继发性内分泌缺陷（甲状腺功能减退症、肾上腺功能不全、性腺功能减退症等）。其他选项中的患者都是原发性缺陷疾病的例子。

（姚伟娟）

第 2 讲　垂体和下丘脑

回顾

我们首先快速复习一下第一讲的内容。我们了解到，复杂的多细胞生物体需要一种通过细胞间通讯来调节身体功能的方法。这是通过内分泌系统来实现的，在内分泌系统中，一种细胞分泌的物质（激素）可能会对远处身体不同部位的细胞产生影响。在高度进化的生物体中，激素是细胞通讯和调节所必需的。如果激素水平"失常"，身体就不能以最佳效率运转，在某些情况下甚至会死亡。多数激素是由几十到几百个氨基酸组成的蛋白质。其他的是修饰过的氨基酸（儿茶酚胺、碘化甲腺原氨酸）或胆固醇的衍生物（类固醇）。糖蛋白是一种特殊类型的蛋白质激素，大的糖分子附着在其上。

每种激素对靶细胞都有一种预期的作用，这种作用可能是刺激性的（使细胞产生一种物质，通常是一种蛋白质），或者抑制性的（抑制物质的产生）。靶细胞中这种物质的产生发生在细胞核中。一些激素直接进入细胞核并在那里发挥作用；其他激素附着在细胞膜上，并触发一个或多个第二信使的产生，这些第二信使到达细胞核并产生所需的效果。多重信使"级联"反应使这些激素在浓度极低时依然可以产生显著的效果。有些激素以与载体蛋白结合的形式存在于血液中—其他的以游离形式存在。

理解内分泌学必须要了解激素调节。大多数激素都有另一种激素来调节它们的分泌，其中那些促进激素分泌的激素被称为促激素，那些有抑制作用的激素被称为抑制性激素。促激素有一个靶腺，一旦靶腺激素达到正常水平，其对分泌促激素腺体的反馈抑制可以防止促激素分泌过多。在某种程度上，靶腺激素成为一种间接的抑制性激素。所有的内分泌失调都是由于正常的反馈机制被破坏所致。

内分泌功能减退很常见，通常由腺体异常或缺失（原发性缺乏）引起。自身免疫性腺体破坏是原发性内分泌功能减退的最常见原因。缺乏促激素导致靶腺功能不全是内分泌功能减退的次要

原因或者第三原因，一般比较少见。靶器官对促激素的抵抗也可能导致功能减退。在大多数器官功能减退的情况下，我们试图替换体内的激素。然而，在某些情况下，这是不可能的，也是不实际的，因为使用靶器官激素可能更简单。而且，即使我们有激素，也很难用精确的生理方式来替代它（例如糖尿病）。

与器官功能减退不同的是，大多数内分泌功能亢进的病例是由肿瘤引起的，而自身免疫引起的内分泌功能亢进则很少见。内分泌功能亢进的另一个原因是外源性给予超生理剂量的激素（例如甲状腺激素或糖皮质激素）。

有些激素可以在其基础状态下进行测量。然而，许多激素是周期性分泌的，随机测量可能没有用。当怀疑内分泌功能减退时，我们通常通过给予患者促激素来进行刺激试验，然后测量对刺激的反应。如果我们怀疑内分泌过多，则通过使用激素反馈抑制剂进行抑制试验，以确定靶激素是否适当减少。

许多影像学检查在内分泌学中是有用的。X 射线平片检查很便宜，但除了检查骨骼外，在内分泌学方面的价值有限。核医学涉及放射性物质的使用，这些物质被人体吸收变为化合物。患者因此成为放射源，可以获得辐射量计数和（或）图像来评估功能。大多数内分泌学的核医学研究使用放射性碘。一种放射性碘（碘 -123）对成像非常有用，而另一种放射性碘（碘 -131）对破坏甲状腺组织更有用。锝是一种人工合成的放射性元素，由于其低毒性和易与许多化合物结合，在核医学成像中也很重要。

计算机断层扫描（CT）利用传统的 X 线来产生器官的横截面图像。磁共振成像（MRI）也利用强大的磁场来产生横截面图像。MRI 对某些内分泌结构（如垂体）的分辨率较 CT 高。超声利用器官对高频声波的衰减来提供实时图像。MRI 和超声的优点是没有电离辐射。

垂体和下丘脑

本章我们将讨论"主腺体"：垂体和下丘脑。如果把内分泌系统比喻成一支美式足球队，垂体和下丘脑就有点像指挥其他腺体的"四分卫"（并不是每个腺体都受垂体和下丘脑控制，可以把不受垂体和下丘脑控制的腺体想象成"特殊队"腺体。）事实上，垂体和下丘脑往往是一个整体，我们称之为下丘脑 - 垂体轴（HPA），它起到整合中枢神经系统和内分泌系统的作用。大多数"经典"内分泌腺都受 HPA 的控制。

垂体是一个小腺体，位于颅骨底部的蝶鞍处。它分为前叶（腺垂体）和后叶（神经垂体）。前叶细胞制造我们通常认为的垂体激素。它们的分泌受到下丘脑激素的影响，下丘脑激素通过被称为垂体门脉系统的体液系统到达前叶。

腺垂体产生控制特定腺体的激素，包括：
促肾上腺皮质激素（ACTH）→肾上腺皮质
生长激素（GH）→骨骼和肌肉
催乳素（PRL）→授乳期乳腺
促甲状腺激素（TSH）→甲状腺
黄体生成素（LH）和卵泡刺激素（FSH）→卵巢和睾丸

下丘脑是中脑中一组可分泌多种物质的神经元。下丘脑激素可分为两类。第一类是促进腺垂体激素分泌的激素。下丘脑可分泌促进上述每种激素

分泌的激素（催乳素除外，它没有明确的促分泌激素）。下丘脑也分泌一些抑制上述腺垂体激素分泌的激素。下丘脑激素及其作用包括：

促甲状腺激素释放激素（TRH）→促进 TSH 分泌
生长激素释放激素（GHRH）→促进 GH 分泌
促性腺激素释放激素（GnRH）→促进 FSH 和 LH 分泌
促肾上腺皮质激素释放激素（CRH）→促进 ACTH 分泌
多巴胺→抑制 PRL 分泌
生长抑素→抑制 GH 和 TSH 分泌

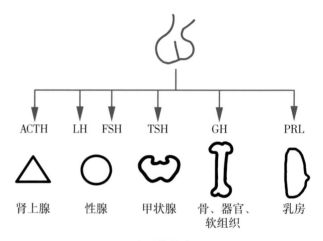

腺垂体激素

传统上，人们认为催乳素没有明确定义的促分泌激素，只有一种抑制性激素（多巴胺）。然而，TRH 确实在一定程度上促进催乳素的产生。由于催乳素的控制主要是抑制性的，破坏垂体柄的疾病（例如，鞍上肿瘤）可以通过破坏抑制机制引起催乳素轻度升高。

垂体后叶可以简单地想象为下丘脑的延伸，第二类下丘脑激素是由垂体后叶分泌的激素。其中包括抗利尿激素（ADH），它对身体保存水分很重要。另一种是催产素（oxytocin），它是一种由 9 个氨基酸组成的肽，作用于乳腺导管，在哺乳期间促进乳汁排出，并有助于分娩期间子宫肌肉的收缩。催产素缺乏可导致乳汁排出障碍引起哺乳困难，但与生育能力或分娩能力下降无关。

传统上，人们认为催产素对男性没有临床意义，或在女性中除了分娩之外也发挥作用。然而，最近关于催产素的研究表明，催产素还具有其他一些神经生化作用，例如增强社会交往。有人推测，

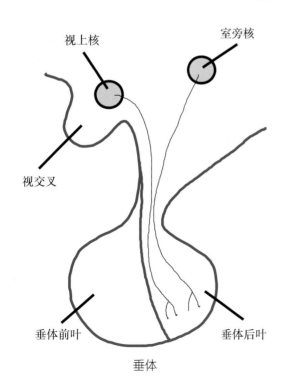

垂体

一些社会交往障碍的个体（例如，孤独症和孤独症谱系障碍）可能在催产素的生成方面有缺陷，并将其作为一种临床试验性疗法进行探索。

生长激素

很多人　想到垂体，就会想到生长激素及其明显的紊乱，如垂体性巨人症、侏儒症等。生长激素对成年人的生命不是必需的，但对儿童和青少年正常生长发育是必需的。它对某些组织有直接影响，如增加蛋白质合成和脂肪酸释放。事实上，它是一种"应激"激素，随着新陈代谢需求的增加而增加。然而，它最显著的效果是对骨骼和软骨的影响，它促进了骨骼和软骨的线性生长。这不是生长激素的直接作用，而是通过一种叫作胰岛素样生长因子 1（IGF-1）的物质介导的。这种分子的旧名称是生长素介质 C。因为它有许多类似胰岛素的作用，所以被称为胰岛素样生长因子。生长激素诱导肝产生胰岛素样生长因子，然后刺激骨骼和软骨生长〔正如我们将在生殖内分泌学那讲学到的，性激素（主要是雌二醇）也是正常骨骼生长所必需的，性激素和生长激素的适当分泌是达到正常成人身高和比例所必需的〕。

像许多垂体激素一样，生长激素的分泌是周期性的，在睡眠时达到高峰。许多因素会增加或减少它的分泌。生长激素是一种应激激素，因此运动等应激因素会增加它的浓度。生长激素倾向于促进葡萄糖的释放，低血糖（hypoglycemia）也刺激其分泌，而高血糖（hyperglycemia）则抑制其分泌。

现在正是谈论正常生长发育的好时机，对大多数人来说，生长是正常的，无需担心。而对另一些人来说，生长是不正常的，我们需要把不正常和正常的生长发育区别开来。一种方法是构建一条生长曲线。这是一个简单的绘图方法，通过绘制身高与年龄的关系构建而成。这些曲线通常以男孩和女孩的正常标准绘制在图上。中间线代表第 50 百分位数，上下线分别代表第 95 百分位数和第 5 百分位数。

虽然这些曲线给我们提供了一些有用的信息，但通过构建生长速度曲线可以获得更多的信息。这比简单的生长曲线要复杂一点。在生长速度曲线中，我们必须首先确定每个生长点的生长速度，绘制与其相应的年龄图。例如，如果一个孩子在 6 个月内从 140 厘米长到 144 厘米，那么 6 个月内的生

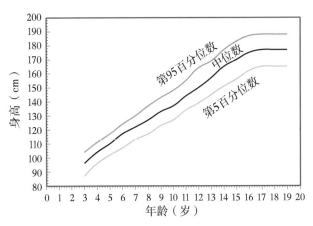

男孩正常生长图

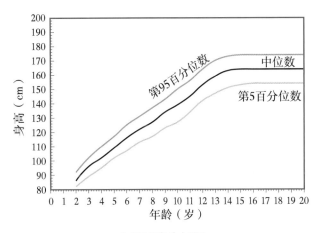

女孩正常生长图

长速度将是 4 厘米或 8 厘米 / 年。生长速度在婴儿期最高，随后稳步下降，然后在青春期再次增加（即"生长突增"）。当达到最终的成人身高时，生长速度明显下降到零。

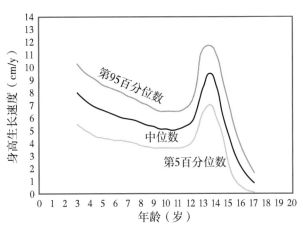

男孩生长速度图

一个常见的问题是如何估计一个孩子的身高。这并不总是能够准确地估计，因为很多因素都会影响到孩子最终的身高。因为身高是正态分布的，任何一组特定的父母都可能有比他们更高或更矮的孩子。

身材矮小和生长激素缺乏

一种常见的与生长有关的病症是身材矮小。我们的社会倾向于强调身高，一些人想长得高是很自然的。身高，像体重、智力和许多其他参数一样，是正态分布的；一小部分患者会在较低的一端，就像少数人会在较高的一端一样，这是合理的。具有挑战性的目标是区分正常和病理性身材矮小。身材矮小最常见的原因是体质性矮小，这只是人群中正常身材的一种变异。很显然，矮个子的父母往往会生矮个子的孩子。当我们观察身材矮小患者的生长曲线时，他们在整个生长过程中通常保持在相同的百分位数。例如，如果一个男孩在 4 岁时处于第 5 百分位，很可能当他 12 岁时仍处于（或接近）第五百分位，除非有病理问题。变异程度较大的百分位数可能意味着病理状态的危险信号。

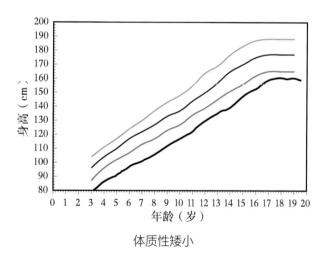

体质性矮小

身材矮小的病理原因有哪些？生长激素缺乏的患者肯定会身材矮小。这是一种成比例的身材矮小（即他有正常的身体比例，但比正常者矮）。使用药物或有宫内感染（如风疹）的母亲可能生下身材矮小的孩子。另一种形式的身材矮小发生在缺乏关注和关爱的儿童身上。这被称为心理社会性侏儒症，如果孩子离开了不正常的环境，身高可能是可逆的。患有严重慢性病（如肾衰竭）的儿童可能会出现身材矮小。如果在儿童期服用抑制生长的药物（如糖皮质激素），可能会导致身材矮小。

某些类型的矮小是不成比例的。最常见的例子是软骨发育不全性侏儒症。在这种情况下，脸、手、脚和躯干的大小正常，但四肢却异常短。成年男性的平均身高为 52 英寸（132 厘米），成年女性的平均身高为 49 英寸（124 厘米）。每 2 万~4 万名新生儿中就有 1 人患有这种疾病，病因是常染色体显性遗传的成纤维细胞生长因子受体 3（FGFR3）基因缺陷。约 80% 的软骨发育不全患者父母正常，并且遗传了一种新的 FGFR3 突变；其余的患者是从一个或两个受影响的父母那里遗传的，这种疾病没有有效的治疗方法。

生长激素缺乏可通过注射生长激素来治疗。虽然有生长激素储备可用，但它通常必须每天注射。多年前，生长激素是稀缺的，因为它必须从尸体的脑垂体中获取。幸运的是，现在可以使用基因工程技术制造生长激素，确保生长激素的无限供应。然而，它的生产仍然非常昂贵，治疗费用可能需要每年 4 万美元或更多。因此，正确地确定哪些人是这种疗法的合理候选人是很重要的。

高个子和生长激素过多

高个子通常不值得担心，因为社会传统上（无论对错）认为高个子是较好的。与矮个子一样，高个子最常见的原因是有高个子的父母。

由病理原因引起的高个子是罕见的。当生长激素在儿童期或青春期过多分泌时，就会出现巨人症。这会导致骨骼生长加速和身材过高。由于生长激素对脸、手和脚的影响，这些患者最终会毁容。有记录以来世界上最高的巨人是罗伯特·瓦德洛（Robert Wadlow），他 22 岁去世时身高 8 英尺 11 英寸（272 厘米），体重 490 磅（220 千克）。过多的生长激素对身体有许多不良影响，大多数巨人的预期寿命都会缩短。

美国成年人的平均身高男性为 5 英尺 9.3 英寸（69.3 英寸或 176 厘米），女性为 5 英尺 3.8 英寸（63.8 英寸或 162 厘米）。如果你在观看一场职业篮球赛，你可能会想，这些男女中有多少人患有巨人症，因为男女职业篮球运动员的平均身高分别是 6 英尺 8 英寸（80 英寸或 203 厘米）和 6 英尺 0 英寸（72 英寸或 183 厘米）（许多球员更高）。你可能会惊讶地发现，这些男人和女人只是身材高大，没有内分泌或基因异常（除了可能有高个子的父母）。如果你测量一名职业篮球运动员的生长激素水平，并将其与同样性别的身材矮小的人进行比较，你会发现其水平相当。身高的表现只是基因差异，与生长激素水平无关。虽然你可能认为巨人们会是伟大的足球或篮球运动员、摔跤选手等，但其实他们通常都是非常差劲的运动员。尽管他们的体积和肌肉质量很大，但他们的肌肉往往比正常人弱，他们容易患上退行性关节炎和心脏病，往往导致寿命缩短。

对于一个患巨人症的患者来说，生长激素过多显然必须在患者完成生长之前发生。一种更常见的疾病是由于成年期生长激素分泌过多。这种疾病被称为肢端肥大症（acromegaly，源自希腊语 akros "四肢"和 megalos "大的"），之所以这样命名是因为这些患者的脸、手和脚都变大了。由于这些患者是成年人，当生长激素开始分泌过量时，长骨不能进一步生长，因此他们的身高保持不变。然而，由于生长激素对手、脸和脚的影响，他们确实会毁容。肢端肥大症还可能导致心脏等器官增大，从而导致心脏病甚至死亡。此外，高浓度的生长激素可能导致糖尿病。

最后一种并发症似乎有悖常理，因为我们讨论过生长激素可诱导肝产生 IGF-1。那么，为什么过量的生长激素不能促进葡萄糖代谢呢？虽然 IGF-1 确实有一些类似胰岛素的作用，但过量生长激素的抗胰岛素作用远远超过 IGF-1 的作用，从而导致葡萄糖不耐受。生长激素分泌过多也可能导致高血压和心肌病。肢端肥大症患者常出现关节炎和因巨大垂体肿瘤压迫视神经导致的视野缺损。

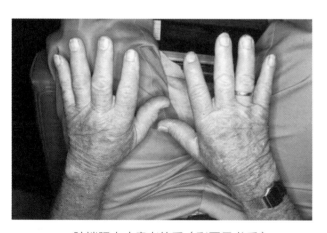

肢端肥大症患者的手（彩图见书后）

正如我们已经讨论过的，随机测量垂体激素往往不是很有用。当我们怀疑有内分泌过多时，我们通常会做一个抑制性试验。高血糖是生长激素分泌的天然抑制剂，因此我们通常进行所谓的葡萄糖耐量试验来评估生长激素分泌过多。在摄入含葡萄糖饮料（100 g）之前和之后测量生长激素。在正常人中，生长激素被抑制低于一定水平（<2 ng/ml）。肢端肥大症或巨人症患者生长激素没有被抑制，从而可以确诊。在肢端肥大症和（或）巨人症患者中，IGF-1 的水平也升高。

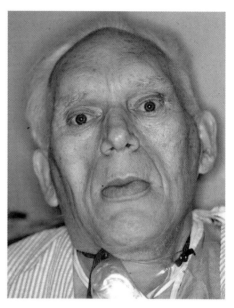

肢端肥大症患者的面部（彩图见书后）

治疗分泌生长激素的肿瘤有这几种方法。一种是手术切除肿瘤。较小的肿瘤可以通过经蝶窦通路（通过上颚）切除。较大的肿瘤必须经额通路（通过前额）切除。

记住，下丘脑分泌的生长抑素是生长激素分泌的天然抑制剂。合成激素如兰瑞肽和奥曲肽是生长抑素的长效类似物，实际可以抑制肿瘤分泌生长激素。虽然在大多数情况下应用这些药物是手术的辅助治疗，但这些药物通过注射给药有很好的效果。但培维索孟（pegvisomant）是一种生长激素受体拮抗剂，对难治性病例可能有用（但与生长抑素类似物不同，它不能通过缩小肿瘤直接治疗病因）。在对手术或药物均无反应的严重病例中，放射治疗可用于消灭肿瘤。

催乳素

我们接下来将讨论催乳素，因为它与生长激素有关——两者都来自相似的前体，并由相同类型的细胞产生。然而，它们的相似之处仅止于此，因为它们有着截然不同的生理功能。催乳素的作用是刺激乳腺的增殖，从而在婴儿出生后产生乳汁。在孕期，雌激素水平的增加导致催乳素分泌增加和乳腺导管增生。在正常的产后期间，催乳素会导致泌乳。高催乳素血症的另一个后果是促性腺激素分泌减少。分娩后催乳素水平通常很高，这种情况可以防止母亲在婴儿断奶前再次怀孕。这在今天可能不是很重要，但在没有可靠避孕方法的更原始时代却是必不可少的。任何物种的雌性持续怀孕都是有害的，因此催乳素在哺乳动物中的第二个作用是防止动物家族变得过大。男性并不真正需要催乳素，男性缺乏催乳素也不会导致临床综合征。

不言而喻，任何已经闭经的育龄妇女都应该排除怀孕的可能。对这类患者可以先做简单的妊娠试验，否则可能会导致在一个平常情况下进行昂贵的检查。平常事是经常见到的！

到目前为止，我们的讨论仅限于生理性的催乳素分泌。当病理性分泌催乳素时会发生什么？让我们回顾一下催乳素的作用。当催乳素分泌过多时，它会抑制促性腺激素（LH和FSH）的分泌，从而导致性腺功能下降。如上所述，这会导致女性闭经（缺乏月经）。男性催乳素分泌过多会导致性腺功能减退和不育。然而，与女性不同的是，男性没有导致发生高催乳素血症的正常生理机制。催乳素分泌过多的妇女可能会分泌乳汁。分娩后出现这种情况是正常的，否则被称为乳溢（galactorrhea）[galactose（半乳糖）是牛奶中的碳水化合物]。男性很少有乳溢，因为他们缺乏产生乳汁所需的高水平雌激素。病理性催乳素分泌最常见的原因是分泌催乳素的垂体处的肿瘤，称为催乳素瘤。

幸运的是，我们有一种有效的方法来治疗这些垂体肿瘤。由于多巴胺是一种正常的催乳素拮抗剂，我们可以使用一种合成的多巴胺类似物来抑制催乳素的分泌。最老的药物是溴隐亭，它能在许多情况下将催乳素水平降至正常。卡麦角林是一种长效多巴胺激动剂，可以每周服用1~2次。一旦催乳素水平恢复正常，高催乳素血症的不良临床影响就会消失。对药物治疗无反应的超大肿瘤（"侵袭性"催乳素瘤）可能需要手术或放射治疗。幸运的是，这些非药物治疗仅在少数情况下是必要的。

许多药物都可以引起高催乳素血症，包括许多常用的抗抑郁药和其他治疗精神疾病的药物。

另一种可导致高催乳素血症的常见疾病是原发性甲状腺功能减退症。在这种疾病中，由于甲状腺本身受损，因此对正常的促甲状腺激素刺激没有反应。随着下丘脑促甲状腺激素释放激素（TRH）分泌增多，促甲状腺激素（TSH）就会大量分泌。TRH似乎能增加催乳素和促甲状腺激素（TSH）的分泌。这种情况可能会导致严重的高催乳素血症及其相应的后果（乳溢和性腺功能减退）。因此，所有高催乳素血症患者均应先排除甲状腺功能减退症。甲状腺功能减退症患者进行治疗后，催乳素水平恢复正常。

非病理性高催乳素血症

除妊娠外，高催乳素血症还有一种常见的原因，叫作巨催乳素血症（macroprolactinemia）。血清中的循环催乳素没有糖基化，大小为23 kD；然而，在某些情况下，糖基化的催乳素（以聚集的形式循环）占催乳素的大部分，其大小可达170 kD。这种形式的催乳素称为"大"或"巨"催乳素。聚集在一起的糖基化分子（有时是抗体）形成的"巨催乳素"在生物学上是惰性的，由于肾无法有效地清除这种大的催乳素，导致高催乳素血症。这是一种良性的情况（因为这种化合物是无功能的），而且可以通过特殊的实验室方法检测到巨催乳素的存在。当无症状患者出现高催乳素血症时，就需要考虑这种情况。如果不能认识到这一点，就会导致不必要且昂贵的成像检查、治疗等。

垂体肿瘤

现在让我们把注意力转移到垂体肿瘤上。垂体肿瘤可分为微腺瘤（直径<1 cm）或大腺瘤（直径≥1 cm）。

一些垂体肿瘤产生激素，如生长激素或催乳素。其他肿瘤是无功能的（也就是说，它们不产生任何激素）。这些非功能性或非分泌性垂体肿瘤约占所有垂体肿瘤的10%，这些细胞通常来源于促性腺激素细胞（但不产生功能性激素）。这些"偶发性肿瘤"可能因其他原因在CT（计算机断层扫描）或MRI扫描中发现（后面我们将讨论经常遇到的偶发性甲状腺和肾上腺肿块）。虽然非功能性垂体肿瘤不会产生激素过多综合征，但由于其大小和对邻近细胞的破坏，它们仍可能造成损伤和内分泌缺乏。

垂体肿瘤可引起头痛和（或）视野缺损，并可能导致垂体功能减退。垂体位于视交叉（视神经在通往眼睛的通路上穿过的地方）的正上方。因为非

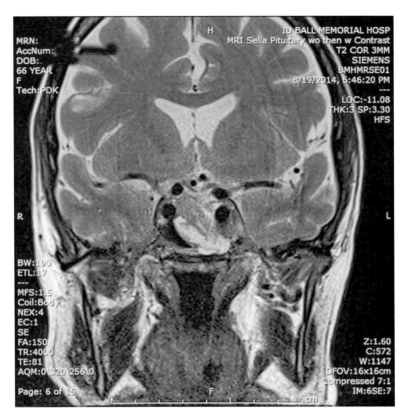

垂体大腺瘤的磁共振成像（MRI）

功能性肿瘤是不分泌激素的，它们不像某些分泌激素的肿瘤（如催乳素瘤、生长激素瘤等）那样对特定的药物治疗有反应。引起肿块效应的大肿瘤可能需要通过手术或放疗来进行治疗。

垂体功能减退症

垂体功能减退症是一种由于缺乏一种或多种垂体激素而导致的疾病，全垂体功能减退症是指所有垂体激素均缺乏。最常见的原因是垂体肿瘤对腺体的破坏。手术和放疗也常引起垂体功能减退症。严重的头部创伤会损伤垂体柄。破坏下丘脑的肿瘤会导致下丘脑激素缺乏和垂体功能减退症。这被称为"三级"激素缺乏。垂体功能减退症也可能是遗传缺陷（如 PROP1 或 POUF1 基因缺陷）或其他疾病（如儿童恶性肿瘤的头颅放疗、颅咽管瘤等肿瘤）的结果。

全垂体功能减退症有什么临床后果？有些激素是生命所必需的。没有甲状腺激素和肾上腺皮质激素，人就无法生存；没有促甲状腺激素和促肾上腺皮质激素，人就会死亡。幸运的是，甲状腺激素（甲状腺素）和皮质醇（氢化可的松）价

格便宜，而且易于口服吸收。促性腺激素（LH 和 FSH）缺乏虽然没有生命危险，但会导致性腺功能减退和不孕不育。幼年期生长激素缺乏导致成人身材矮小。虽然最近的研究表明生长激素在维持正常的骨骼和肌肉代谢中起着重要作用，但成人生长激素缺乏并没有造成严重的后果。缺乏生长激素的成年人往往肌肉较少，脂肪较多。因此，一些患有生长激素缺乏的成年人现在正在接受治疗。催乳素缺乏除了产后没有泌乳外，没有任何临床后果。在工业化国家，这几乎不会危及婴儿生命，因为商业化的婴儿配方奶粉很容易获得（尽管母乳对婴儿的其他益处在配方奶粉中已经丧失）。在产后出血严重的妇女身上发生全垂体功能减退症是一个令人关注的现象，这种情况被称为希恩综合征（Sheehan's syndrome），会导致垂体损伤和垂体功能减退症，包括无法泌乳。这些患者需要给予激素替代治疗。

另一种罕见的情况是淋巴细胞性垂体炎，这种疾病可以发生在孕晚期或产后妇女。这是一种垂体自身免疫性炎症，可导致全垂体功能减退症。

继发性（垂体）甲状腺功能减退症是通过服用合成甲状腺激素（左甲状腺素）来治疗的。这与原发性甲状腺功能减退症的治疗方法相同（因为注射

重组 TSH 既不实用，又非常昂贵）；但是，我们对治疗的监测方式不同。我们将在稍后的甲状腺章节中了解到，原发性甲状腺功能减退症的治疗经常通过测量促激素（血清 TSH）来监测，目的是将其维持在正常范围内（这通常比测量外周靶腺激素更为敏感，因为外周靶腺激素的"正常"范围比较大）。原发性甲状腺功能减退症患者的 TSH 呈指数级增长，远远超出其正常范围，使其成为一种敏感的检测指标。然而，TSH 并不是检测继发性（或三级）甲状腺功能减退症患者甲状腺激素水平的可靠指标，因为此时它已经明显缺乏，因此我们应该测量外周靶腺激素（T4 或 T3）水平，而不是检测 TSH。

性腺功能减退症的治疗包括性激素替代疗法。在女性中，雌激素很容易通过口服给药，这是首选的给药方法；另外也可通过透皮贴剂给药。所有没有禁忌证（如乳腺癌、活动性血栓栓塞性疾病）的绝经前妇女都应服用雌激素。绝经后妇女服用雌激素目前还有争议，这将在钙和生殖内分泌学章节中进行讨论。

睾酮在肝中代谢迅速，因此不能作为口服药物使用。它可以通过肌内注射、透皮贴剂、凝胶或其他方法来给药（已经开发出来通过鼻腔或口腔给药的新制剂）。

原发性和继发性（垂体）性腺功能减退症患者之间一个令人关注的区别是，理论上，后者的生育能力可以恢复。由于性腺受到永久性损害，原发性性腺功能减退症患者通常是没有生育能力的。而继发性性腺功能减退症患者的性腺结构完整，只是由于刺激不足而不能正常工作。因此，我们可以使用促性腺激素来刺激性腺恢复正常工作。这在男性身上要比女性容易做到，因为女性生殖周期很复杂。

垂体卒中是一种严重的内分泌急症，是由垂体自发性出血引起，可导致垂体损伤和垂体功能减退。这些患者通常表现为严重的头痛、视物模糊和精神错乱。这是一种紧急情况，需要及时给予糖皮质激素和甲状腺激素治疗（因为这些激素是生命所必需的）。

垂体后叶

抗利尿激素

垂体后叶激素——抗利尿激素（antidiuretic hormone，ADH）和催产素在下丘脑视上核和室旁核产生，通过神经纤维进入垂体后叶。ADH（精氨酸血管升压素）在人体内具有重要作用，其主要功能是调节机体水代谢。抗利尿激素升高促进肾对水分的重吸收，抗利尿激素降低可导致肾水分流失增加。这种机制对机体是有利的。想象一个人正在参加夏季马拉松比赛。这个人的机体可能会非常缺水，为了保持体内的水分，ADH 分泌会增加。

相反，如果一个人喝了太多的水。抗利尿激素会分泌减少，这样机体就可以排出多余的水分，恢复正常的水平衡。如果 ADH 分泌失调，机体可能会发生水中毒，这可能会导致低钠血症等代谢紊乱问题。

尿崩症

尿崩症（diabetes insipidus，DI）是一种抗利尿激素缺乏或不能发挥作用所致的疾病（这与糖尿病无关，糖尿病是一种糖代谢紊乱，我们将在后面进行讨论）。这些患者机体不能保持适当的水量，因此排尿非常频繁，有时一天排尿超过 10 L。他们必须经常饮水来补充在尿液中流失的水分，这可能会严重扰乱正常的生活。尿崩症患者通常会在床边放一些水，这样他们醒来时就可以喝点东西，而且因为需要经常去洗手间，他们不能进行长途旅行。他们还记住了当地购物中心（和其他经常光顾的地方）的所有洗手间位置。如果患有未经治疗的尿崩症患者来找你就诊，必须在你的办公室里等上很长时间时，你可能会看到他多次去饮水机和厕所，手里总是随时拿着大杯饮料。

DI 有两种类型，第一种是抗利尿激素缺乏引起的，称为中枢性或神经源性尿崩症。这通常是由于创伤或手术引起的垂体或下丘脑损伤引起的。也可能是无明显原因出现的（特发性）。第二种类型的尿崩症称为肾源性尿崩症，是一种激素抵抗综合征，而不是一种缺乏综合征。这意味着产生了足量的抗利尿激素，但肾对它没有反应。这种情况是由多种肾疾病引起的，并且经常出现在接受锂治疗的精神病患者中。

尿崩症患者只要能自由饮水，并且口渴机制未受损伤，就可以存活。如果患者不能自由饮水（例如，如果他们因急性病住院），他们可能会脱水。然而，这是一种极具破坏性的生活方式，建议对大多数尿崩症患者进行治疗。中枢性尿崩症很容易用合成的抗利尿激素衍生物去氨加压素治疗。抗利尿激素本身通常不被使用，因为它降解得非常快，并有其他作用，如升高血压（因此得名血管升压素）。去氨加压素的作用具有很长的持久性，并且没有这些不需要的其他作用。去氨加压素可以皮下给药，或作为鼻腔喷雾剂，或作为口服片剂，但这种疗法并非没有潜在的风险：口渴机制受损的患者可能会出现问题，会出现饮水过少导致脱水或者饮水过多导致水中毒。

有几种药物可以增强抗利尿激素的作用。这些药物对能产生少量抗利尿激素的患者有用，但对根本不产生抗利尿激素的患者无效。这些药物包括氯磺丙脲（一种也用于治疗 2 型糖尿病的口服药物）、卡马西平（一种抗惊厥药）和氯贝丁酯（一种降脂药）。这几种药已经成为历史，现在很少使用。

肾源性尿崩症较难治疗。由于患者已经产生了足够的抗利尿激素，对抗利尿激素有了抵抗力，因此给予额外的抗利尿激素并不能起作用。令人惊讶的是，一些利尿剂（如阿米洛利）实际上能增强游离水的吸收，对许多患者都有用。

除了尿崩症外，还有其他一些情况会导致多尿和多饮。最重要的是要排除糖尿病。另一个相对常见的原因是精神性多饮（强迫性饮水）。这是一种患者摄入过多水分（通常大于 10 加仑 / 日，37.85 L/d）的情况。许多患者有潜在的精神问题，经常服用导致口干的药物，精神性多饮通过限制饮水和治疗潜在的行为障碍来进行治疗。

抗利尿激素分泌失调综合征

当体内有过多的抗利尿激素（或其他大多数激素）时，也会发生不好的事情；过多的抗利尿激素会导致一种与尿崩症完全相反的疾病，称为抗利尿激素分泌失调综合征（SIADH）。这些患者表现为正常血容量性低钠血症，患者的血钠低，但体液过多不是由于肾或心脏衰竭所致，没有其他内分泌异常（甲状腺功能减退症和肾上腺功能不全可导致低钠血症）。SIADH 的低钠血症可导致意识混乱、昏迷、癫痫发作，严重者甚至死亡。

SIADH 的一个常见原因是恶性肿瘤。某些肿瘤，如小细胞肺癌，通常会产生神经内分泌肽，如抗利尿激素。头部创伤患者可能会经历下丘脑释放抗利尿激素。SIADH 也可能由非恶性的肺部疾病（如肺炎）引起。有几种药物可导致 SIADH。服用氯丙胺、卡马西平或氯贝丁酯（所有这些药物都能增强抗利尿激素作用，因此可用于治疗部分性中枢性尿崩症）的患者可能会发生 SIADH。吗啡等阿片类镇痛药可能会增强抗利尿激素作用，导致低钠血症。有时，SIADH 无法找到病因（特发性）。SIADH 可与原发性多饮症（水中毒）区分开来，因为前者的抗利尿激素水平过高，而后者则受到抑制。在诊断 SIADH 之前，排除低钠血症的其他内分泌原因（如肾上腺功能不全）很重要。

治疗 SIADH 的第一种方法是治疗任何潜在的疾病，例如恶性肿瘤。下一步通常是限制患者的体液。如果不成功，可以使用一种叫作地美环素（demeclocycline）的药物。这可以抵消抗利尿激素对肾的影响并恢复正常功能。两种血管升压素受体拮抗剂（考尼伐坦和托伐普坦）也可以用于SIADH 引起的严重低钠血症。

缩宫素

缩宫素刺激乳腺排出乳汁，因此在哺乳期中起着至关重要的作用。它还能刺激子宫收缩，帮助分娩胎儿。在缩宫素缺乏的情况下，分娩也可能会发生，但过程会更缓慢。通常在分娩期间使用催缩宫素来帮助子宫收缩和减少产后出血。缩宫素缺乏通常被认为对未分娩或哺乳期的妇女有临床后果；最近关于缩宫素神经生化作用的研究可能会证明这个理论是错的。

复习题

1. 请你评估一位 16 岁高个子男子。他身高 6 英尺 7 英寸（201 厘米），体重 240 磅（108 千克）。父亲身高 5 英尺 7 英寸（170 厘米），母亲身高 5 英尺 4 英寸（163 厘米）。除了体型较大外，体格检查无明显异常。青春期发生在 13 岁，他的第二性征发育和性能力正常。他的臂展等于身高。100 g 葡萄糖负荷试验 60 分钟后的生长激素水平为 32.1 ng/ml（正常值：<3 ng/ml）。血清催乳素正常。

   a. 你认为诊断结果是什么？

   b. 你会如何进一步评估这位患者？

   c. 有哪些治疗方案？

   d. 不治疗或治疗不当会有什么后果？

（a）鉴别诊断是体格高大和巨人症。他的目标身高只有 68 英寸（173 厘米），11 英寸（28 厘米）的差别是不寻常的。他对葡萄糖抑制也有严重的异常反应，证实了生长激素过多的诊断。（b）胰岛素样生长因子 -1 的水平将是有用的。生长激素过多通常是由垂体肿瘤引起的，所以 MRI 成像是必需的。还应对其他激素进行评估。（c）治疗的主要方法是切除垂体瘤，辅助治疗包括长效生长抑素类似物，如奥曲肽或兰瑞肽；生长激素受体拮抗剂培维索孟在某些情况下可能有用（与生长抑素类似物不同；然而，培维索孟只能阻断生长激素的作用，不能缩小肿瘤体积），放疗 / 伽玛刀治疗在某些情况下可能有用。（d）如果不治疗，他可能会继续进一步生长。器官持续受累的有害影响无法逆转，他有患心肌病的风险。巨人症和肢端肥大症患者更容易在早期患退行性关节疾病。

2. 一位 47 岁女性因严重头痛、复视、恶心和呕吐到急诊室就诊。她患有低血压，实验室检查发现低钠血症和随机血清皮质醇降低。头部 MRI 显示 1.5 厘米的垂体瘤伴急性出血。除了咨询随时待命的神经外科医生外，你下一步计划采取什么措施？

a. 入院后立即开始静脉输液和使用氢化可的松，第二天加用左甲状腺素；

b. 入院后立即开始静脉输液和使用左甲状腺素，第二天加用氢化可的松；

c. 入院并立即开始静脉输液，使用氢化可的松、左甲状腺素和雌激素；

d. 入院并进行促肾上腺皮质激素刺激试验，如有异常，第二天开始使用氢化可的松。

（a）这是垂体卒中的典型表现，是一种真正的内分泌急症。除了神经外科会诊和肿瘤手术减压外，她还应接受应激剂量的糖皮质激素治疗，稍后再补充甲状腺激素。（b）在糖皮质激素治疗前开始使用左甲状腺素是危险的，可能会使情况恶化。雌激素（c）在垂体功能减退症的紧急处理中是不必要的，等待实验室结果。（d）可能会带来灾难性的后果；低随机皮质醇水平的低血压将被认为是足够的"压力"，可以导致正常人血清皮质醇升高。

3. 一名 21 岁的大学生，有 2 个月的体重增加史，轻度恶心，闭经，未服药，体检无异常，学生健康中心检查血清催乳素水平是正常值的 3 倍。检查发现明显的甲状腺肿大。为了确认最可能的诊断，最好进行下列哪一项检查：

a. 垂体磁共振成像

b. 血清 TSH

c. 孕激素试验

d. 血清妊娠试验

（d）这是常见的事情，年轻女性闭经、体重增加和高催乳素血症最可能的原因是怀孕。磁共振成像（a）显然没有必要。她确实有一个程度小的甲状腺肿大，但这在孕期很常见；如果排除妊娠，检查 TSH 以排除原发性甲状腺功能减退引起的高催乳素血症是合理的。孕激素试验（c）对胎儿是有害的。

（庞炜）

第 3 讲　甲状腺

让我们回顾上一讲所学的内容。我们学习了球队的"四分卫"——垂体和下丘脑，它们作为一个整体共同发挥重要的作用，称为下丘脑-垂体轴（HPA）。

垂体是一个较小的腺体，分为前后两叶：垂体前叶产生诸如促肾上腺糖皮质激素（ACTH）、生长激素（GH），催乳素（PRL）、促甲状腺激素（TSH）和促性腺激素（LH 和 FSH），这些激素调控一些特定的腺体。垂体后叶实际上是一种大脑的延伸体，分泌包括抗利尿激素（ADH 或精氨酸血管升压素）和催产素等激素。

生长激素（GH）对成年人并不重要，但对儿童和青少年的正常生长发育却是必需的。GH 可以直接作用于某些组织，但它的主要作用是由肝中合成的胰岛素样生长因子 I（IGF-I）介导的。儿童缺乏生长激素会导致身材矮小，可以通过补充人工合成的生长激素进行治疗。生长激素缺乏症的成年人补充激素已被证明也有治疗作用。医生常听到家长抱怨孩子身材矮小，但大多数孩子矮小都是体质性矮小（比如孩子父母身材矮小）。

就像身材矮小一样，多数高个子并非疾病引起的，大多都是体质原因。儿童期生长激素过量会导致巨人症。许多巨人症患者的身高有 7 英尺（213 厘米）或更高（尽管很多 7 英尺的人并不是巨人症，他们只是处于人类身高的上限）。成人生长激素过量会导致肢端肥大症，这会导致面部骨骼、手和脚的畸形生长。生长激素的过量分泌通常是脑垂体瘤引起的。

催乳素是女性正常泌乳所必需的激素，它还有其他功能。催乳素似乎对男性的作用不大，但它似乎增强睾丸间质细胞中的黄体生成素受体，引起睾酮分泌，这有助于精子发生。催乳素增加（高催乳素血症）可能由多种原因引起。尽管药物可能导致高催乳素血症，但高催乳素血症的常见原因是垂体瘤。乳溢症指非孕期的女性泌乳，这是高催乳素血症女性常见的主诉。患有高催乳素血症的男性和女性都可能发生性腺功能减退症。

垂体肿瘤会导致激素分泌或者垂体无功能。较大的肿瘤可通过破坏垂体引起内分泌效应，导致垂体功能减退症。全垂体功能减退症是一种所有垂体激素缺乏的综合征。垂体功能减退症的其他原因包括垂体手术和放射治疗。下丘脑破坏可导致垂体功能减退症。由于 ACTH 和 TSH 缺乏，垂体功能减退症可能导致死亡，但这可以通过使用合成皮质类固醇和甲状腺激素来治疗。其他激素的缺乏不会导致死亡，但会导致显著的并发症发生。

ADH（精氨酸血管升压素）是垂体后叶分泌的主要激素，在调节机体的体液平衡中发挥重要作用。ADH 能增加肾对水的重吸收，因此，ADH 水平下降会导致水的流失增加。中枢性或神经源性尿崩症（DI）是一种由于垂体合成 ADH 分泌过少的疾病，患者不能保住水，不断口渴和排尿。这种情况很容易用 ADH 治疗。尿崩症的另一个原因是由于机体抵抗 ADH 导致，这种情况不太容易治疗。必须将 DI 患者与精神性多饮患者（水中毒）区分开来，精神性多饮就是喝了太多的水。

与尿崩症相反的是抗利尿激素分泌失调综合征（SIADH）。这种综合征通常是由产生 ADH 的肿瘤引起的，但也可能由其他疾病或药物引起。患者会发生水潴留，可能出现严重的电解质紊乱。治疗手段包括限制饮水和使用抑制 ADH 的药物。

甲状腺

甲状腺是人体内最大的内分泌器官，由左右两叶组成，中间为甲状腺峡部。另外还有一个胚胎时期的小块残余，称为锥体叶。正常的甲状腺重量约 20 克，但在疾病状态下可能会增大数倍。甲状腺对人体非常重要。甲状腺激素是生命所必需的，具有多种功能：增加机体的新陈代谢，增加氧气消耗，使心脏收缩、肠道运动、骨骼重塑，以及降解许多物质（例如，胆固醇、药物、其他激素）。我们如果把机体内分泌系统比作一支橄榄球队，甲状腺就像是前锋，帮助其他球员接球并向前场进攻。如果甲状腺激素不足，机体基本上会"减速"，变得迟钝（有点像视频缓慢播放）。相反，甲状腺激素过多会导致过度兴奋状态（类似视频快速播放）。

甲状腺激素

甲状腺合成的主要激素是 3, 5, 3', 5'- 四碘甲腺原氨酸或甲状腺素（T4）。T4 是由两个经过修饰的酪氨酸分子与 4 个碘原子结合而成（故名 T4）。T4 与蛋白质高度结合，具有较长的血清半衰期（1 周）。在血液中，T4 失去一个碘原子，形成三碘甲腺原氨酸，即 T3（甲状腺本身也合成少量 T3，但多数 T3 由外周 T4 脱碘形成）。T3 的生物活性远高于 T4。你可能会问：为什么甲状腺不合成大量的 T3 而是 T4 呢？这是因为在血液中 T4 比 T3 存留的时间更长（半衰期分别为 7 天和 1 天），因此 T4 作为甲状腺激素的"蓄水池"，以后可转换为 T3。

3, 5, 3', 5'-L-四碘甲腺原氨酸（甲状腺素, T4）

3, 5, 3'-L-三碘甲腺原氨酸（T3）

T4 和 T3

刺激甲状腺激素分泌的激素是一种垂体激素——促甲状腺激素（TSH）。TSH 被称为"甲状腺激素"是不恰当的，因为这是一种在垂体合成的促糖蛋白激素。

合成甲状腺激素的功能单位是甲状腺滤泡，甲状腺滤泡受 TSH 的严格调控。甲状腺激素的合成从碘原子通过"捕获"过程进入滤泡细胞开始。由于滤泡内的碘浓度比滤泡外高很多，因此这是一个主动转运的过程（例如逆浓度梯度）。碘原子一旦进入甲状腺滤泡内，就会被甲状腺过氧化物酶（TPO）活化为氧化状态。在此过程中，甲状腺球蛋白正在甲状腺滤泡中合成，酪氨酸残基附着在甲状腺球蛋白上。该骨架组装完成后，活化的碘分子通过一个被称为"有机化"的过程结合到甲状腺球蛋白分子上。经过重新排列后，T4 与甲状腺球蛋白分子结合。形成的 T4- 甲状腺球蛋白复合物随后被转移到滤泡中心被称为胶体的蛋白质物质中，它在那里可以储存很长时间。甲状腺的独特之处在于它可以一次储存激素达数周之久，这与大多数的其他腺体不同，后者根据需要合成激素。

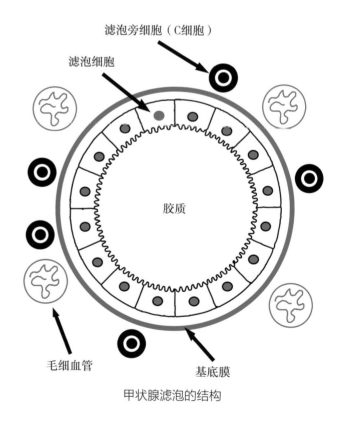

甲状腺滤泡的结构

当机体需要甲状腺激素时，T4- 甲状腺球蛋白复合物从胶体进入滤泡细胞，T4 从复合物中分离出来，产生 T4 分子进入血液。在外周循环中 T4

脱碘变成活性较高的 T3。T3 的活性比 T4 高数倍，但 T4 具有更长的半衰期。

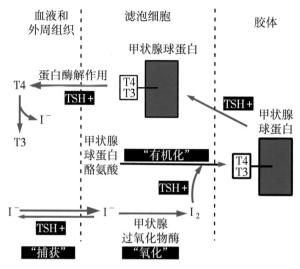

甲状腺激素的合成

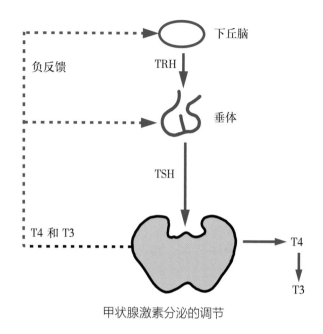

甲状腺激素分泌的调节

甲状腺激素的作用

与许多作用于特定器官的激素不同，甲状腺激素几乎作用于机体的所有组织器官。甲状腺激素的主要作用是增加能量消耗和产热。因此，缺乏甲状腺激素的人经常会抱怨畏寒。

蛋白质、碳水化合物和脂质的代谢受碘化甲腺原氨酸的影响。低剂量甲状腺激素促进糖原合成，而大剂量的甲状腺激素则会刺激糖原分解。甲状腺激素也会加速肠道对葡萄糖的吸收。甲状腺功能减退时，甲状腺激素缺乏，从而胆固醇代谢受到抑制，导致胆固醇的水平升高，增加动脉粥样硬化的风险。

甲状腺的调节

稳态是如何维持的？我们的"四分卫"（脑垂体）在调节甲状腺中起着重要作用。当 T4 和 T3 水平过低时，垂体和下丘脑会检测到变化，并增加 TRH 和 TSH 的合成。TSH 增加后通过上述提及的每一个机制增加 T4 的合成，使 T4 水平恢复到正常。当 T4 水平过高时，则相反：TRH 和 TSH 水平降低，使 T4 合成减少，水平恢复正常。

正如我们从概论一讲了解到的，只有游离或未结合的激素具有生物活性（游离 T4 约占总甲状腺激素的 0.04%），而结合蛋白质的激素则没有活性。早期 T4 或 T3 的检测（许多实验室仍在使用）是测定总的激素水平。在大多数情况下，测定总的激素水平或游离激素水平之间的差异没有临床意义。然而，某些情况下，结合蛋白质的激素浓度会变化而总的激素水平不变，这时测量游离或未结合部分的激素水平可以消除这些问题，优于测量总的激素水平。

除了血清激素测定外，还有其他常用的甲状腺功能检测。甲状腺扫描是通过患者口服一定量的放射性碘（^{123}I），第二天再用"伽马相机"进行甲状腺的扫描成像。虽然"伽马相机"听起来可怕，但其实就像我们用的数码相机拍摄可见光一样，这只是一个拍摄伽马射线的大型相机而已。

通过扫描产生低分辨率的甲状腺二维图像，可以检测到如甲状腺结节等结构异常。另外可以得知甲状腺的摄取量，即 24 小时内患者甲状腺内积累的放射性碘所占百分数（包括因自然衰变而损失的数量）。在美国，正常的摄入量为 20% ~ 35%，这个量取决于饮食中碘的摄入量，缺碘地区人的放射性碘摄入量更高。

记住：放射性碘的摄取可能与甲状腺激素的分泌有关，也可能无关。摄取量低的可能患甲状腺功能减退症，摄取量高的患者可能患甲状腺功能亢进症。然而，情况并非总是如此！在试图将甲状腺的状态与摄取 / 扫描相关联之前，必须检测血清生化，而不是放射性碘摄取率。放射性碘研究无法区分碘的"捕获"（即主动转运到甲状腺上皮细胞的碘）和"有机化"（碘实际结合到碘甲腺原氨酸分子中）。有可能只有碘的"捕获"，没有"有机化"。

核医学中使用的放射性碘有两种：碘 -123（^{123}I）和碘 -131（^{131}I）。碘的所有同位素都有相同的质子数（碘的 Z = 53），因此具有相同的化学性质，但中子数（N）和质量数（A）不同（稳定的碘是碘 -127）。^{123}I 的半衰期很短，发射出低能量的伽马射线，主要用于甲状腺的摄取和扫描研究。

^{131}I 发射高能伽马射线和 β 粒子（电子），通常不用于扫描，而是用于实际破坏甲状腺时使用（例如，在甲状腺癌和甲状腺功能亢进症中）。另一种同位素，碘 -124（^{124}I）发射正电子，目前作为一种潜在的 PET 成像工具正在被研究。

甲状腺超声是另一种常用的检查，没有侵入性，并且患者不受辐射。超声能给出甲状腺横切面的具体信息，展示放射性碘扫描无法看到的解剖结构。虽然甲状腺超声图像的一些特征（如边缘不清、微钙化、低回声模式）可以帮助区分良性和恶性病变，但没有任何影像学检查能够完全肯定检查结果。

甲状腺功能减退症

我们在甲状腺这一讲中首先讨论甲状腺功能减退症，因为这是迄今最常见的甲状腺疾病，也可能是最常见的内分泌疾病（尽管 2 型糖尿病正在迅速赶上）。甲状腺功能减退症是一种甲状腺激素水平过低的疾病。甲状腺功能减退症通常是原发性的（即由于甲状腺本身的功能衰竭）。较为少见的是，甲状腺功能减退症可能是继发性的（由于垂体功能衰竭）或三级的（由于下丘脑功能障碍）。

在美国，原发性甲状腺功能减退症最常见的原因是一种叫做桥本病（Hashimoto's disease）或桥本甲状腺炎（Hashimoto's thyroiditis）的疾病。像许多内分泌失调一样，桥本病是一种自身免疫性疾病，由抗甲状腺抗体引起，通常针对碘甲腺原氨酸合成中关键的过氧化物酶，导致激素合成效率低下以及腺体的破坏。这是最常见的自身免疫性疾病之一，和所有自身免疫性疾病一样，似乎在女性中更常见。大多数桥本甲状腺炎患者的甲状腺肿大（甲状腺肿）。另一种不太常见的原发性甲状腺功能减退症是自身免疫性萎缩性甲状腺炎，在这种疾病中，TSH 阻断抗体能阻断 TSH 对甲状腺的作用，从而导致腺体萎缩。

原发性甲状腺功能减退症的其他常见病因包括

甲状腺切除术后（如甲状腺癌和梗阻性甲状腺肿）和 ^{131}I 消融治疗甲状腺功能亢进症时。碘缺乏在美国很少见，但却是许多发展中国家甲状腺功能减退症的常见原因。许多药物（如锂）也会导致甲状腺功能减退症。胺碘酮（一种含碘的抗心律失常药）可引起甲状腺功能减退症或甲状腺功能亢进症，前者在美国更为常见。胺碘酮引起的甲状腺功能亢进症尤其难以治疗。

在原发性甲状腺功能减退症中，甲状腺不能产生足够的甲状腺激素，导致 T4 和 T3 水平低下。因为垂体完好，所以 TSH 水平上升。TSH 升高是甲状腺功能减退症最敏感的指标。

甲状腺激素过少会导致人行动迟缓、精力下降。患者经常感到冷，抱怨皮肤干燥、肌肉痉挛、动作迟缓、思维和说话迟缓、月经不规律（女性）和便秘。大多数情况下，患者可以进行正常活动。尽管甲状腺功能减退症导致一定程度的体重增加，但不会导致肥胖，这与许多人的看法相反。大多数成年人能很好地适应甲状腺功能减退症，治疗后症状减轻。重症甲状腺功能减退症患者会出现一种称为黏液性水肿昏迷的情况，即使治疗死亡率也很高。

幼儿甲状腺功能减退症有更严重的后果。克汀病是在非常年幼的儿童中由于甲状腺功能减退症引起的疾病，表现为身材矮小和精神发育迟缓。这是唯一一种会导致精神发育迟缓的内分泌综合征（除外遗传性疾病，如 Prader-Willi 综合征同时存在精神发育迟缓和内分泌缺乏症，这种疾病的精神发育迟缓是遗传缺陷导致的，而不是缺乏激素引起的）。幸运的是，克汀病现今非常罕见，因为在美国和大多数发达国家，新生儿必须进行强制性甲状腺功能减退症的筛查。事实上先天性甲状腺功能减退症相当普遍（约 4 000 个婴儿中就有 1 个），因此，尽早发现和治疗是非常重要的。

幸运的是，甲状腺功能减退症的治疗很容易，而且费用不高，因为 T4 口服吸收良好。T4 是一种小分子，很容易在烹饪过程中保存下来，所以最初对甲状腺功能减退症的口服治疗是给予患者煮熟的动物甲状腺。后来利用猪和牛的甲状腺制做了更纯的制剂（很容易获得，因为这些动物的肉被食用），这些制剂现在仍被使用。目前首选的治疗方法是服用合成的左甲状腺素，每日一次。有机分子存在右旋和左旋两种形态——生物体中发现的几乎所有这类分子都是左旋的。右旋分子（如右旋甲状腺素）不能被身体利用。合成的 T4 在血液中代谢为 T3，就像甲状腺分泌的 T4 一样。

人工合成的 T4 优于由动物甲状腺制备的 T4，因为它的纯度更高。我们也可以口服 T3，但效果并不理想，因为 T3 半衰期很短，每天需要多次服用（另外，给予 T4 主要是模拟体内的情况）。目前没有研究表明同时给予 T3 和 T4 的疗效更好。（"天然"甲状腺产品，如动物甲状腺的提取物，含有活性 T3 和 T4，它们并没有被证明优于合成的左甲状腺素）。

甲状腺功能减退症在年轻女性中很常见，因此必须特别注意那些怀孕的女性。由于孕期血容量和代谢需求的增加，甲状腺激素的需求约增加 30% ~ 35%。甲状腺功能正常的女性可以通过增加甲状腺激素的合成来补偿，而甲状腺功能减退症的女性明显不能这样做。胎儿在孕 12 周后才能产生自己的甲状腺激素，所以一旦发现怀孕，就必须立即将甲状腺激素的剂量增加约 30%。患者要经常监测甲状腺激素的水平。因为 T4 的半衰期很长，这可以很容易地通过让患者每周额外服用两片 T4（大约增加 30%）来实现。分娩后，给患者的甲状腺激素剂量可以恢复到怀孕前的水平。

还必须记住，孕期妇女的"正常"TSH 值低于非怀孕妇女。孕期高浓度的糖蛋白激素 β-hCG（人绒毛膜促性腺激素）有轻微的 TSH 样作用，所以孕期不需要与非孕期相同量的 TSH，这一点在治疗时应牢记。另外，孕期也应监测外周激素水平（游离 T4 水平），目的是将激素水平维持在正常范围的上限。

原发性甲状腺功能减退症的治疗通过常规 TSH 检查进行监测。在适当的治疗后 TSH 会恢复正常。在继发性甲状腺功能减退症中，由于 TSH 分泌已经不足，因此还必须监测激素本身水平。

在某些情况下，甲状腺功能减退症可能有益吗？对于严重的冠状动脉疾病患者，甲状腺功能减退症可能具有保护作用，因为基础代谢率降低可以防止心脏过度工作。目前为止，放射性碘（^{131}I）的治疗实际上有 3 个"批准"的适应证。你可能知道两个（甲状腺功能亢进症和甲状腺癌），第三种是具有历史意义的一种古老的应用：用于治疗不稳定型心绞痛。40 或 50 年前，还没有针对心脏病患者的冠状动脉旁路移植术、血管成形术或其他介入手术，也没有非常先进的药物治疗（硝酸甘油是主要治疗方法），没有多少有效的方法可以帮助这些

患有严重心脏病的人。对于某些冠心病患者，甲状腺功能减退症实际上是通过给予 ^{131}I 诱发的，这有助于延长他们的生命。虽然这种适应证很古老，了解这段历史可以帮助你了解这些激素的生物学作用。

即使在医学发达的今天，治疗患冠心病的甲状腺功能减退症患者仍有风险，过度的替代治疗可以导致心绞痛甚至心肌梗死。最好是在开始治疗前尝试并纠正潜在的问题。如果必须开始治疗，应以尽可能低的剂量（例如，12.5 ~ 25 μg/d 的左甲状腺素）开始给药，并缓慢地加量。

甲状腺功能亢进症和甲状腺毒症

与甲状腺功能减退症相反，甲状腺功能亢进症是由于甲状腺激素水平过高引起的。甲状腺功能亢进症和甲状腺毒症其实是两种不同的疾病。甲状腺毒症是指任何来源的（体内或体外）导致的甲状腺激素过高，甲状腺功能亢进症是指甲状腺激素水平的增加来自于身体自身甲状腺（内源性）。甲状腺毒症导致患者"加速的"多动状态，症状包括体重减轻、心动过速（心跳加快）、食欲增加、颤抖、不耐热和腹泻。乍一看，拥有这些过剩的精力似乎是有益的，这样我们做事更加高效。事实上，一些甲状腺毒症患者确实有这种感觉。

然而，甲状腺毒症患者思维过程加快的同时却经常会犯错误。用一个计算机领域术语比喻，就像计算机微处理器的"超频"。早期的个人计算机用户发现微处理器的速度更快就使得计算机运行速度更快，而无需购买更昂贵的芯片。例如，许多用户以 450 MHz 频率运行他们旧的 300 MHz 处理器，以免费提升速度。计算机确实更快了，但计算错误增多和微处理器故障（处理器核心过热）频繁发生。

对于外行人来说，甲状腺毒症的另一个潜在的理想效果是能够轻松减肥。许多甲状腺毒症患者发现他们可以吃任何他们想吃的东西，但仍然保持体重下降。在这种情况下，每天吃几千卡的食物同时体重却减轻并不少见。然后，仔细观察，这并不是一件好事。过量的甲状腺激素不仅能消耗脂肪，还会消耗骨骼和肌肉。事实上，甲状腺毒症患者经常出现明显的肌无力，甚至由于骨分解增加而发展为骨质疏松症。对患者来说，超重一点但甲状腺激素水平正常，远比瘦但甲状腺功能亢进更好，甲状腺

毒症不是一个好的减肥方法。

我们可以将甲状腺功能亢进症（内源性甲状腺毒症）分为原发性和继发性两种。原发性指甲状腺本身产生过多的甲状腺激素，但并没有垂体的参与。因此，在原发性甲状腺功能亢进症中，T4和T3的水平升高，但垂体没有参与，所以TSH水平较低。几乎所有的甲状腺功能亢进症都是原发性的，我们将重点关注这一点。继发性甲状腺功能亢进症是由于垂体瘤（或更罕见的，遗传性甲状腺激素抵抗综合征）引起的TSH产生过多。正如我们稍后将讨论的那样，这种情况极为罕见。

3种基本机制可导致低TSH的甲状腺毒症。第一，甲状腺可能合成的甲状腺激素过多。第二，甲状腺可以"泄漏"大量已经生成并储存的激素（胶体是储存甲状腺激素的巨大储藏库，不像大多数内分泌器官那样不大量储存它们的激素）。第三，机体可能摄入过多的甲状腺激素（用药过量）。

甲状腺激素合成过多

甲状腺激素合成过多的最常见原因被称为毒性弥漫性甲状腺肿（Graves' disease），这是另一种自身免疫性内分泌疾病。与大多数其他自身免疫病（导致甲状腺功能减退症）不同，Graves病导致甲状腺功能亢进症。甲状腺细胞膜中一种针对TSH受体的抗体，能够刺激甲状腺的生长和功能。这种针对受体的"促甲状腺免疫球蛋白"（TSIg）可模拟TSH（"冒名顶替"TSH）。尽管TSH的水平低，但是因为甲状腺受体抗体的TSH样特性，甲状腺却认为自身正在受到刺激。

甲状腺结节也可能"失控"产生过多的甲状腺激素，导致甲状腺功能亢进症。罪魁祸首可能是单个结节（毒性结节）或者多个结节（毒性多结节甲状腺肿）。甲状腺肿是甲状腺肿大的通称。甲状腺可能会发生整体肿大（弥漫性甲状腺肿）或结节性肿大（结节性甲状腺肿），有毒性（甲状腺功能亢进）或无毒性（甲状腺功能正常）。毒性结节性甲状腺肿就像一个玩忽职守的球员，无视四分卫（垂体）的指令。这些肿瘤可能有基因突变从而导致这个问题。即使体内的TSH水平很低，甲状腺也不会遵循正常的反馈抑制机制，继续错误地合成和分泌激素。

通常用放射性碘摄取和扫描来确诊这类甲状腺功能亢进症。Graves病患者呈现弥漫性摄取增加（毒性弥漫性甲状腺肿），而结节性功能亢进症患者扫描表现为结节性摄取增加（邻近正常的甲状腺组织受到抑制，因TSH低而不摄取）。

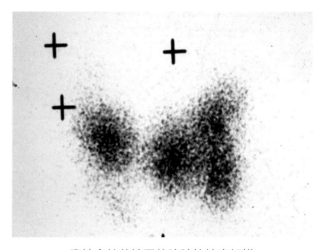

毒性多结节性甲状腺肿的核素扫描

治疗这种类型甲状腺功能亢进症（合成过多）的目标是让甲状腺"慢下来"。有3种方法可以实现：第一种是手术切除甲状腺。在某些情况下，如大的毒性多结节性甲状腺肿导致气道阻塞，甲状腺切除术是首选方法。但并不总是建议进行甲状腺切除术，因为有破坏颈部其他精细结构的风险。另一种方法是服用抑制甲状腺激素合成的药物。两种抗甲状腺的药物分别是丙硫氧嘧啶（PTU）和甲巯咪唑，这两种药物都属于硫脲类药物。这些药物类似于卷心菜和甘蓝（十字花科）中发现的化合物（硫脲），对许多人来说味道很苦。芸苔属植物中硫脲的主要成分是苯硫脲（PTC）。对PTC苦味的品尝

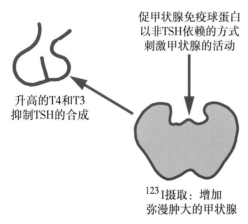

促甲状腺免疫球蛋白以非TSH依赖的方式刺激甲状腺的活动

升高的T4和T3抑制TSH的合成

^{123}I摄取：增加弥漫肿大的甲状腺

毒性弥漫性甲状腺肿（Graves' disease）

能力是历史上经典孟德尔遗传中最早被证明的例子之一。这是一种常染色体显性遗传，约 70% 的人能尝出 PTC 的苦味。这些食物含有大量的活性硫脲化合物，大量食用会导致甲状腺功能障碍。

这些药物通常只在患者服用期间有效，虽然有些患者可能会自发进入缓解期。一些专家提出这些药物有免疫调节作用。

多数患者对这些药物的耐受性很好。甲巯咪唑因副作用更少，因此优于 PTU（除了在孕期的前 3 个月首选 PTU，因为甲巯咪唑可能会引起出生缺陷，尽管发生率极低。而怀孕 3 个月之后，通常使用甲巯咪唑）。硫脲类药物治疗时，一个可能的并发症是粒细胞缺乏症。这种情况下机体停止产生中性粒细胞，继而导致感染，可危及生命。粒细胞缺乏症的发生率大约 1/500，如不停药，可能会导致死亡。幸运的是，如果立即停止用药，大多数患者都会康复。其他较轻的副作用，如皮疹、瘙痒等更为常见，偶见肝功能检查异常。

甲状腺功能亢进症患者的另一种常用药物是 β 受体阻断药。甲状腺激素的作用之一是能刺激交感神经系统，导致震颤和心动过速。β 受体阻断药（如普萘洛尔、美托洛尔）能减少甲状腺激素对全身的影响，迅速缓解症状。因为阻断药阻断了甲状腺激素的肾上腺素能效应，而不依赖于甲状腺功能亢进症的病因，所以可用于所有类型的甲状腺功能亢进症。虽然只是对症治疗，但不容置疑，β 受体阻断药确是治疗的重要辅助手段。

第三种治疗甲状腺功能亢进症的方法是使用放射性碘（^{131}I）。这种治疗可破坏甲状腺组织，恢复正常的甲状腺激素水平。通常，放射性碘会造成很大的损害，可能导致永久性甲状腺功能减退症。幸运的是，甲状腺功能减退症容易治疗而且费用便宜。你可能会问，在科技发达的 21 世纪，为什么我们不能使用足够的放射性碘来恢复患者正常的甲状腺功能呢？理论上这是一个好主意，但实际临床中不能很好地实施。如果给予的放射性碘太少，患者往往会复发（甲状腺有巨大的生成潜力，即使患者最初治疗后的一段时间甲状腺功能正常，残留的组织可能再次生长，导致甲状腺功能亢进），需要第二次或第三次治疗。所以，在大多数情况下，甲状腺功能减退症被视为放射性碘治疗的理想效果。

Graves 病患者可能出现甲状腺外问题。除甲状腺外，抗体还可刺激其他组织的生长。最常见的相关疾病是突眼，导致眼球突出和眼外肌的炎症，

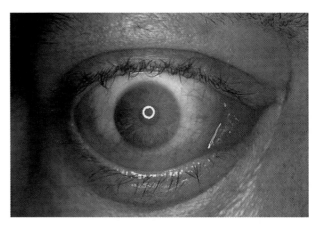

Graves 病患者眼球突出

进一步导致眼动受损和视敏度下降，最严重的还会导致永久性视力损害。幸运的是，大多数并发突眼的 Graves 病患者不会进展成严重的眼疾。Graves 病患者应该常规性地去看眼科专家。

由于突眼是甲状腺受体抗体的甲状腺外作用引起的（而不是甲状腺激素水平），因此甲状腺功能亢进症治疗不一定能改善眼疾。使用上述 3 种方法中的任何一种来治疗甲状腺疾病时并不影响抗体（有人认为放射性碘治疗会引起眼疾加重，因为治疗会导致炎症和大量抗原释放入血，理论上会恶化抗体反应）。因此，许多专家不使用放射性碘治疗严重眼病的患者。用糖皮质激素预处理可能会缓解潜在的炎症反应。

突眼的治疗包括眼眶扩大、眼外肌手术、眼眶减压术（给眼睛更多的空间）和给予皮质类固醇（减轻炎症）。重症患者可以在专门的治疗中心进行血浆置换（去除血清中的抗体）。

在 Graves 病患者中不太常见的一种情况是胫骨前黏液水肿，导致此处皮肤呈现鹅卵石状的橘红色。这通常是个小问题，在大多数情况下不会导致严重的残疾。甲状腺肢端水肿会导致一种畸形的杵状指，现在很少看到。

预先形成的甲状腺激素的释放

甲状腺像一个巨大的"水箱"，储存着大量的甲状腺激素，包含在蛋白质胶体中。这一点与大多数不含大量激素的内分泌腺不同。这些存储的甲状腺激素量足以维持数周。因此，如果某种机制刺激甲状腺，使甲状腺激素"渗漏"，就会导致甲状腺功能亢进症。这显然是与甲状腺激素合成过多不同的机制，我们必须要针对它们的区别，采取不同的

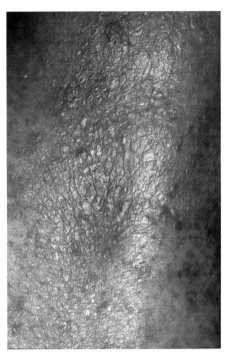

胫骨前黏液水肿（彩图见书后）

治疗方法。

一类引起甲状腺激素"渗漏"的刺激称为亚急性甲状腺炎，它常伴有甲状腺疼痛。"静息型甲状腺炎"与之相似，只是没有疼痛。5%的产后女性发生的一种"静息型甲状腺炎"称为产后甲状腺炎。大多数的破坏性甲状腺炎患者存在某种类型的潜在甲状腺自身免疫功能障碍，有些会随着时间的推移发展为明显的甲状腺功能障碍。

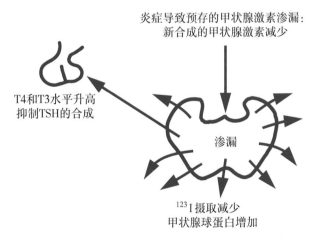

炎症导致预存的甲状腺激素渗漏：
新合成的甲状腺激素减少

T4和T3水平升高
抑制TSH的合成

渗漏

^{123}I摄取减少
甲状腺球蛋白增加

破坏性甲状腺炎

存储的甲状腺激素的渗漏会导致T4和T3水平升高，TSH降低，并且出现甲状腺功能亢进症

状。由于没有新的甲状腺激素合成，因此放射性碘的摄入减低，这是区分破坏性甲状腺炎和甲状腺激素合成过多的一个重要方法。放射性碘摄入降低和甲状腺功能亢进症的关联似乎让人困惑。然而，当你考虑生理学知识时就会理解（本书中反复出现的一个主题是，掌握内分泌学的关键是理解生理途径而不是死记硬背）。相反，在由于甲状腺激素合成过多导致的甲状腺功能亢进症的情况下，甲状腺的摄取增多。

对于已经合成的甲状腺激素，我们无能为力，它就在那里，我们必须要处理它。因为没有合成新的甲状腺激素，所以甲巯咪唑等抗甲状腺药物均没有效果（PTU有一些降低T4向T3转化的辅助作用，但它在这方面的作用不足以被认为是破坏性甲状腺炎的一种合适的治疗方法）。因为摄取量低，甲状腺不会积聚大量的^{131}I，因此放射性碘治疗在这里也没用，它只会被排出体外。手术切除甲状腺也不是个好方法，因为这一过程可能会刺激甲状腺，导致更多的储存激素释放入血。β受体阻断药有助于缓解交感神经症状，所以用于常规治疗。非甾体抗炎药物（如布洛芬）或皮质类固醇可减轻炎症，并可能有助于减少渗漏。

幸运的是，就像水箱漏水一样，水箱里的物质是有限的，最终会被耗尽。甲状腺激素水平会及时降到正常水平以下，出现暂时的甲状腺功能减退的状态。甲状腺重建可能需要数周时间，此时患者的甲状腺功能再次恢复到正常（呈现该疾病典型的"甲状腺功能亢进—甲状腺功能减退—甲状腺功能正常"的三期病程）。在破坏性甲状腺炎中，极少数情况下炎症会非常严重，甲状腺不能完全再生，导致永久性甲状腺功能减退，这很容易通过每天补充甲状腺激素来治疗。

外源性摄入甲状腺激素

甲状腺毒症患者放射性碘摄入低的另一个原因是甲状腺素的剂量过高，因此甲状腺激素摄入过多。经常为了减肥而服用甲状腺激素的人也会出现这种情况，这通常发生于可随时获得甲状腺激素的医务工作者。

在许多年前，曾发生过另一个关于甲状腺毒症的有趣案例。还记得治疗甲状腺功能减退症的一种方法是摄食动物的甲状腺腺体吧。某地出售的一批牛肉汉堡所使用的牛肉，牛的甲状腺没有被切除。甲状腺被磨碎混入牛肉加进汉堡，导致汉堡中含有大量 T4，T4 在烹饪中没有被破坏，使多人出现了甲状腺功能亢进症，这个现象被称为"汉堡甲状腺毒症"。

很重要的一点是将这种类型的甲状腺毒症与已经讨论过的呈现出低放射性碘摄取类型（破坏性甲状腺炎）区分开。还记得甲状腺素是如何储存在胶体中，附着在称为甲状腺球蛋白（Tg）的蛋白质上的吗？［不要将 Tg 与载体蛋白甲状腺结合球蛋白（TBG）混淆］。甲状腺炎患者，随着甲状腺激素的释放，甲状腺球蛋白也被释放到血液中，导致 Tg 水平升高。那些服用过多激素的人 Tg 水平低，因为甲状腺素药片中不含 Tg。尽管我们希望患者愿意摄入外源性 T4，情况并非总是如此。

继发性甲状腺功能亢进症

正如我们前面讨论过的，继发性甲状腺功能亢进症非常少见。分泌 TSH 的垂体腺瘤会使 TSH 和 T4 水平升高。通过外周血中 T4 升高、TSH 水平也异常升高这一点，很容易与原发性甲状腺功能亢进症相区分（Graves 病和其他原发性甲状腺功能亢进症的 TSH 水平应该很低）。治疗包括药物治疗（奥曲肽）和（或）外科手术切除。抗甲状腺药物和（或）放射性碘不治疗病因，反而可能导致问题（脑垂体瘤）恶化。

继发性甲状腺功能亢进症的另一个非常罕见的原因是垂体性甲状腺激素抵抗，这是一种遗传性疾病。由于垂体对血液循环中的 T4 和 T3 抵抗，TSH 不会正常抑制，会继续刺激甲状腺并且导致甲状腺功能亢进症。

严重甲状腺毒症——甲状腺危象

甲状腺危象是由严重甲状腺毒症引起的一种情况，Graves 病是最典型的病因，其他类型的甲状腺功能亢进症很少导致这种严重的症状。甲状腺危象患者表现为发热、精神错乱、严重的心动过速，甚至导致心血管功能衰竭。如不及时治疗，死亡率会非常高。治疗药物有 β 受体阻断药和抗甲状腺药物。

甲状腺结节

甲状腺肿是甲状腺肿大的总称。甲状腺肿可以像 Graves 病一样弥漫性肿大，也可以呈结节性肿大。结节性甲状腺肿很常见，尤其在女性中。结节可以是单发结节或多发结节（多发性甲状腺肿）。甲状腺结节患者通常甲状腺功能正常，但甲状腺结节也可能与甲状腺功能减退症或甲状腺功能亢进症相关，这点我们已经讨论过了。重点关注结节是良性还是恶性。

幸运的是，大多数甲状腺结节是良性的，尤其是那些多年来一直保持不变的结节。那些快速增长的结节可能是恶性的。在 20 世纪 50 年代辉煌的"原子时代"，从痤疮到扁桃体肿大，医生对各种良性肿瘤用放射疗法。现在我们知道那些看似无害的"核素治疗"引起的问题比治愈的更多，而且导致甲状腺癌发病率小幅上升（以及使用此类设备时没有充分防护的医生的癌症发病率也增加）。因此，必须详细了解每位患者的详细病史。

甲状腺结节如此常见，我们如何进行有效的诊断呢？我们不想漏诊恶性肿瘤，但我们也不想让患者进行痛苦且昂贵的治疗，除非确有必要。一种昂贵的诊断方法是放射性核素扫描。甲状腺结节及周

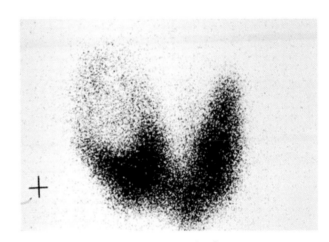

放射性碘扫描的甲状腺"冷"结节图像

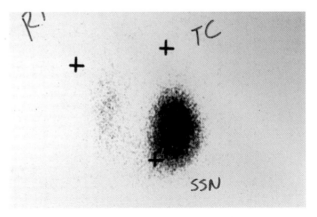

放射碘扫描的甲状腺功能亢进症或
甲状腺"热"结节图像

围组织不能集中吸收放射性碘，导致"放射性缺损"或"冷结节"扫描影像；如果结节浓缩放射性碘，它不能与正常甲状腺区分开来，被称为"温结节"。功能亢进的结节（"热结节"）会抑制周围甲状腺组织。

不幸的是，这个检查提供的信息对我们不是很有用。人们普遍认为，"冷结节"通常是恶性的，但事实并非如此。虽然相比于"热结节"，"冷结节"是恶性的可能性更大，但大多数"冷结节"（至少80%）是良性的。还有一些人错误地认为"热结节"不可能癌变，但癌症也可能出现在"热结节"中（非常罕见）。因此，甲状腺核素扫描结果在诊断有结节的正常甲状腺或甲状腺功能减退症时，没有太大价值。

甲状腺超声是能更好地描述解剖结构的检查。甲状腺超声可以显示结节的深度，而放射性核素扫描只能呈现二维的正面照片，而且质量较差。相比实质性结节，纯囊性（充满液体）和海绵状结节很少是恶性的，而混合的囊实性结节、低回声结节（超声检查呈"暗"色的结节）和有微钙化的结节更有可能是恶性的。

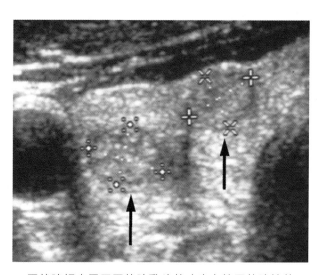

甲状腺超声显示甲状腺乳头状癌患者的甲状腺结节

所以，要想真正知道结节的性质和大小，超声是可行的方法。相比核扫描，超声确实能给我们提供更多的信息，但仍没有准确回答我们想知道的。

我们还未提到一种能区分良性和恶性结节的好方法。我们真的需要一个更好的检查方法。目前，最好的方法是通过细针穿刺抽吸（FNA）检查手段，在显微镜下观察甲状腺细胞。甲状腺癌易感标志物（BRAF、PAX/PPAR-γ等）的遗传检测的出现，对于识别高风险患者，排除不需手术的低风险患者有很大帮助，这是一种更科学更先进的方法。但在许多情况下仍必须进行活检组织检查。对门诊患者来说，穿刺使用的是一根非常小的针，引起患者最小程度的不适。超声可以引导细针对难以感觉到的结节进行取样。对熟练的临床医生和细胞病理学家来说，检测灵敏度（测试能检测出肿瘤患者的患癌率）达到95%~98%。遗传标志物对鉴定穿刺活检结果为"不确定"的高风险患者，不能完全排外恶性肿瘤者最有价值。

如果结节是恶性的，应该尽快安排手术切除。如果是良性的，就不需要治疗（如果导致声音沙哑、影响容貌等，可能也需要切除）。不幸的是，许多活检组织结果介于"不确定"和"可疑"之间，即不能肯定也不能否定恶性肿瘤的诊断。一些看似良性肿瘤（如滤泡腺瘤）可能有隐匿的癌细胞，应手术切除。过去应用过甲状腺素抑制，但最近研究表明这种治疗不但没有益甚至可能有害。影响外观的良性结节可以手术切除，其他只需定期检查。

分化型（上皮型）甲状腺癌

对任何患者或临床医生来说，"瘤"和"癌"听起来都是不吉利的，原因很明显。幸运的是，最常见类型的甲状腺癌生长非常缓慢，且很少导致死亡。这些是上皮型甲状腺癌（包括乳头状癌和滤泡状癌），占甲状腺癌的95%。被称为上皮源型甲状腺癌是因为它们起源于甲状腺滤泡上皮而非甲状腺内的其他细胞。其中乳头状癌是最常见的甲状腺癌类型。显然没人想得癌症，但如果必须选一个，这可能是大家最想要的类型。大多数患者的病灶局限于甲状腺，它们偶尔会发生转移和导致死亡，通常发生在诊断和治疗后很多年之后。相比乳头状癌，滤泡状癌更有侵袭性。但大多数患者即使存在癌症的远处转移，也能生存很多年。

上皮型甲状腺癌的根本治疗是切除甲状腺，大多数患者仅通过这种治疗即可痊愈。甲状腺被外科医生完全切除后，通常所有的癌症都被治愈。除了这种方法以外，甲状腺癌还需要另一种治疗方式。我们用两种方法跟踪甲状腺癌：（a）放射性碘扫描或（b）监测血清甲状腺球蛋白（Tg）水平。然而，核素扫描需要甲状腺完全没有了才能正常工作。如果还有极少量正常甲状腺（称为"残余物"），这些正常的甲状腺会摄取示踪剂而肿瘤不会，扫描不会有效果。我们检测 Tg 是因为它是甲状腺上皮组织的标志物——Tg 水平升高意味着癌症可能复发。然而，甲状腺残余物也会产生 Tg，我们无法区分 Tg 是来源于正常的甲状腺上皮还是癌组织。

因此，我们必须清除这些少量的甲状腺组织残余物，才能知道患者身上是否有肿瘤或是否依赖于检测血清 Tg 水平。使用高剂量 ^{131}I 治疗很容易做到这一点，基本上就是烧掉少量的残余物。只有完成了这些，我们才能通过一个可靠的扫描了解肿瘤有无转移（希望没有），这种疗法称为"残余消融"。这与治疗甲状腺功能亢进症用的放射性碘一样，但剂量更高。

放射性碘治疗本身很简单，包括吞咽放射性碘胶囊，类似于甲状腺扫描。治疗是无痛的，不需要静脉注射或注射。放射性碘通常不会产生副作用，而且对身体其他部分来说辐射剂量很小，患者不会经历像其他类型癌症治疗中出现的脱发、恶心、或呕吐。偶尔会有颈部压痛（放射性甲状腺炎），他们也可能会在嘴里感到一种不寻常的味道或唾液腺肿胀，但通常只持续几天。

虽然我们曾经对所有甲状腺癌患者进行"残余消融"，我们不再对被视为"低风险"（即肿瘤小、无淋巴结浸润、肿瘤并没有突破甲状腺的包膜等）患者做此治疗。我们还使用比过去更低的剂量

（例如 30 m Ci，过去 100 ~ 150 m Ci 是常见的"标准"）。"残余消融"不再是曾对很多患者而言的"标准治疗"。

有些患者需要进行全身核扫描（^{123}I）。在甲状腺癌检查之前，所有甲状腺激素必须从患者体内排出，这是因为甲状腺癌细胞对放射性碘相对不敏感，必须存在高 TSH 水平才能刺激癌细胞（如果存在）摄取同位素。你能想出一种简单的方法，在没有甲状腺的患者中引起 TSH 升高吗？显而易见的方法是让患者没有甲状腺激素来诱发甲状腺功能减退。患者必须停用甲状腺素数周才会出现这种情况。遗憾的是，这会导致患者出现明显的甲状腺功能减退症状，患者感觉很糟糕（这甚至会对患其他疾病而体质衰弱的患者造成危害）。

由于停用甲状腺激素的唯一原因是使 TSH 达到较高的水平，你可能会问为什么我们不能只给患者 TSH 来缓解他们的不适呢？在过去，这是不可能的，因为没有 TSH 可用。然而今天，合成的人类 TSH（重组 DNA 来源的）很容易获得（尽管昂贵），可以在扫描之前给患者注射 TSH，在很多患者中无需停用甲状腺激素。

在后续的 1 ~ 2 年内需要核素扫描，还得监测血清甲状腺球蛋白（Tg）的水平，希望 Tg 水平将很低（表明几乎没有甲状腺上皮细胞群）。

如果扫描显示有转移或 Tg 水平升高，则必须重复大剂量放射性碘治疗。对于疾病晚期患者，可以服用舒尼替尼（酪氨酸激酶抑制剂）等药物治疗。

甲状腺髓样癌和间变性甲状腺癌

甲状腺髓样癌（MTC）较少见，发生于甲状腺的滤泡旁细胞（C 细胞），滤泡旁细胞合成降钙素。这是一种侵袭性更强的甲状腺癌，有广泛转移的患者预后不好。这种肿瘤不产生甲状腺球蛋白，不能很好地浓缩放射性碘，所以放射性碘治疗通常无效。血清降钙素水平通常会升高，这是很有用的肿瘤负荷的标志物。外源放射治疗和（或）化疗对重症患者可以起到缓解作用。

间变性甲状腺癌是迄今为止侵袭性最高的甲状腺癌，是所有癌症中最致命的一种。表现为甲状腺迅速肿大，此历程通常只有几天。目前还没有有效的治疗方法（尽管许多临床试验正在进行中），大多数患者会在几周到数月内死亡。放射性碘对这类肿瘤无效。

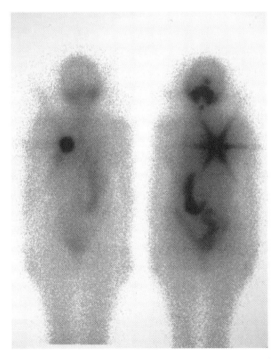

肺转移的滤泡状甲状腺癌患者的放射性碘扫描图像

复习题

1. 女性，32 岁，3 个月前出现月经不调、皮肤干燥和轻度脱发。检查发现患者有小的甲状腺肿，体重比 1 年前增加了 12 磅（5.44 千克，现在 BMI 为 24 kg/m²）。血清 TSH 22.3 mIU/ml（中度升高，正常为 0.3 ~ 5.0 mIU/ml）。皮肤中等程度干燥，生命体征正常。

   a. 可能的诊断是什么？

   b. 如果你是接诊医生，你是否还需要进行其他检查？

   c. 应该采取何种治疗方法？

   d. 患者需要多久来复查和监测病情进展？

   解析：（a）这是原发性甲状腺功能减退症的典型表现。血清 TSH 升高与此一致。（b）还可以检测患者外周激素水平（游离 T4）和抗甲状腺过氧化物酶（TPO）抗体，这两个指标可能会不正常，对诊断的帮助不大。（c）选择的治疗是给予左甲状腺素（按体重计算剂量）。（d）甲状腺素的半衰期约为 1 周，所以至少需要 4 个半衰期（1 个月）才能达到稳定水平。因此，6 周后复诊较为合理。一个经常犯的错误是让患者过早复诊（如 2 周），并增加给药剂量（此时甲状腺水平还没有正常化）。

2. 女性，37 岁，左前颈出现肿物。触诊发现颈部中线附近有一个 2.5 cm × 3 cm 可自由移动的甲状腺结节。甲状腺功能（TSH 和 T4）正常。超声显示可触及的结节，结节呈囊性，未见其他结节。对此患者最好的治疗策略是：

   a. 手术切除（左半甲状腺切除术）

   b. 放射性核素（¹²³I）甲状腺扫描

   c. 细针穿刺抽吸（FNA）

   d. 观察及 1 年后复查超声

   解析：正确选项是（c）和（d）

   （c）结节很大，恶性结节应该被排除。超声（囊性）倾向于良性病理和观察（d），可能需要 FNA。较小的结节只需要观察。没有进一步的证据证明是恶性肿瘤，因此患者不需要手术（a）。要定期复查并进行检测。在评估正常甲状腺结节时，放射性碘扫描的作用有限（b）。

3. 女性，33 岁，6 周内体重减轻 20 磅（9.07 千克），有紧张、心悸和怕热。除了口服避孕药，未服用其

他药物。检查发现这是一个很瘦的女性，皮肤极度柔软，甲状腺肿大（正常大小的 3 倍），轻度突眼。请问可能的诊断是什么？

   a. 桥本甲状腺炎

   b. 毒性多结节性甲状腺肿

   c. 意外摄入外源性甲状腺激素

   d. Graves 病

   e. 没有足够的信息进行诊断

   解析：正确选项是（d）

   （d）这是毒性弥漫性甲状腺肿（Graves 病）的典型表现：典型甲状腺功能亢进的突眼症状（仅见于 Graves 病）和弥漫性甲状腺肿。由于表皮更新快，皮肤过度柔软；相反，甲状腺功能衰减患者常因表皮更新慢导致皮肤干燥。（a）桥本甲状腺炎常表现为甲状腺功能减退，但有时也会出现短暂的甲状腺中毒征象（一种破坏性的甲状腺炎），但没有突眼。（b）触诊检查没有结节。（c）人为的甲状腺毒症不会有甲状腺肿大，因为 TSH 的抑制会导致甲状腺萎缩。

4. 女性，23 岁。初产 2 个月，轻度心动过速，体重减轻了 10 磅（约 4.54 千克）。没有服用任何药物。没有突眼或甲状腺肿。血清游离 T4 升高，血清 TSH 降低。24 小时 ¹²³I 的摄取率为 3%（降低，正常为 20% ~ 35%）。因为正在哺乳，除非必要，患者不想服用任何药物。最好的治疗方法是：

   a. 甲巯咪唑

   b. 观察

   c. 放射性碘（¹³¹I）

   d. 毒性结节性甲状腺肿

   解析：正确选项是（b）

   （b）这是典型的产后甲状腺炎。这是一种破坏性的甲状腺炎，发生于大约 5% 的产后妇女。与大多数破坏性甲状腺炎一样，都是自限性的疾病。（a）甲巯咪唑和（c）放射性碘都不适合破坏性甲状腺炎的治疗，¹³¹I 对母乳喂养的女性是绝对禁忌的。β 受体阻断药可能有助于缓解症状（母乳喂养时用药通常是安全的），但患者并不希望药物治疗。

（李烁）

第4讲　肾上腺

在上一讲中，我们了解了由下丘脑和垂体控制的第一个主要内分泌系统——甲状腺。这个腺体非常重要，因为它对其他器官系统有多种影响。

T4（四碘甲腺原氨酸）是甲状腺分泌的主要甲状腺激素。它由两个修饰的酪氨酸分子组成并带有 4 个碘原子。T3（三碘甲腺原氨酸）是最有效的甲状腺激素，主要由脱碘酶在外周循环中通过外周转化 T4 而产生的（尽管甲状腺能分泌少量的 T3）。生成 T4 的促激素是垂体激素 TSH。在 TSH 的影响下，碘被捕获（主动转运到上皮细胞中）、有机化（连接到甲状腺原氨酸分子上），并以胶体形式储存在甲状腺的功能单位中，连在一种叫作甲状腺球蛋白的蛋白质上。需要的时候，T4 从胶体分泌到血液中。

甲状腺功能的常见检测包括碘甲腺原氨酸 T4 和 T3，以及垂体 TSH 水平。甲状腺扫描是一项常见的核医学检查。它是在给予放射性碘之后拍摄的甲状腺图像。甲状腺摄取是在一段时间后放射性碘的累积分数，占自然衰变损失的量。[123]I 最常用于成像，[131]I 用于破坏甲状腺组织（例如，甲状腺功能亢进症和甲状腺癌）。

甲状腺功能减退症是最常见的内分泌疾病之一。最常见的原因是自身免疫病桥本甲状腺炎。在原发性甲状腺功能减退症中，TSH 水平升高以刺激甲状腺。因此，升高的 TSH 水平是甲状腺功能减退症最敏感的指标。甲状腺功能减退症的症状包括怕冷、皮肤干燥、肌肉痉挛、意识减退、女性月经不调和便秘。未经治疗的儿童甲状腺功能减退症会导致称为克汀病的严重疾病。幸运的是，甲状腺功能减退症可用甲状腺素既便宜又轻松地治疗。合成的甲状腺素是治疗的首选。

甲状腺毒症是甲状腺激素过多的情况，有多种原因（内源性和外源性）。甲状腺功能亢进症是甲状腺毒症的一个子集，起源于患者的甲状腺（内源性）。第一种类型是由于甲状腺激素分泌过多所导致的。其最常见的原因是 Graves 病，这也是一种自身免疫病。它的独特之处在于它是为数不多的导致内分泌过多（大多数导致缺乏）的自身免疫病。产生过多甲状腺激素的甲状腺结节（毒性腺瘤或毒性多结节性甲状腺肿）是甲状腺激素过多产生的另一个常见原因。这些肿瘤通常有种系突变，使它们对 TSH 的调节无反应。治疗这种类型的甲状腺功能亢进症包括服用抗甲状腺药物、放射性碘治疗或手术。

甲状腺功能亢进症也可能是由预先形成的甲状腺激素泄漏引起的。这可通过破坏性甲状腺炎说明，该疾病中甲状腺的刺激导致预先形成的甲状腺激素溢出。与甲状腺激素产生过多相反，该类型的甲状腺功能亢进症中甲状腺的摄取减少。这种甲状腺功能亢进症通常会自行缓解。甲状腺毒症的另一个原因是摄入过多的甲状腺素。这通常发生在那些试图减肥或有精神问题（人为）的人身上，或者发生在那些被他们的提供者无意中开了太多药物（医源性）的人身上。

甲状腺结节很常见，尤其是在女性中。大多数情况下它们是良性的。放射性核素甲状腺扫描对于评估甲状腺结节通常并不是一种好的方法，因为它不能可靠地区分良性和恶性病变，并且它所提供的二维解剖信息也有限。超声是一种更好的辨别解剖结构的方法，一些超声标准可帮助临床医生区分良性和恶性病变。然而，区分良性和恶性甲状腺结节的最好方法是进行细针穿刺活检。甲状腺癌的遗传标志物被用作对可能具有高恶性风险的"不确定"肿瘤进行分类的另一种方法，以帮助低风险患者避免不必要的手术。

甲状腺癌分为两种类型：起源于上皮组织的癌（乳头状癌和滤泡癌）和非上皮型癌（髓样癌和未分化癌）；这些定义排除了来自其他部位的转移性癌。上皮型甲状腺癌通过手术切除和放射性碘疗法进行治疗。其他类型的甲状腺癌对放射性碘没有反应，手术是治疗的主要手段；这些（尤其是未分化的）癌的治疗通常是姑息性的。

肾上腺

本讲座中我们将学习肾上腺，它通常被称为"战斗或逃跑"的腺体，因为它们分泌在躯体应激下维持机体稳态所必需的激素。在我们的橄榄球队的比喻中，它们就像能阻挡的跑卫或外接手（即为其他球员提供支持者），但是也有能力在需要的时候多次提高正常速度以突破防线。肾上腺是成对的腺体，位于肾上方的腹膜后腔中。它们有两个功能部分——大部分肾上腺由外部的皮质组成，其余部分是位于内部的髓质。

肾上腺皮质包含3层或3个区域，并产生类固醇激素，这些激素来源于胆固醇。合成类固醇的另一个器官是性腺（卵巢和睾丸），它们产生性类固醇。皮质层的最外层称为球状带，负责合成类固醇，帮助我们保留盐和水；因此这一层的主要类固醇——醛固酮，被称为盐皮质激素。这种激素是生命所必需的。

皮质层最厚或中间的层，束状带，产生另一组维持生命的激素，即糖皮质激素。顾名思义，这些化合物对于帮助身体保持足够的葡萄糖（能量）水平很重要。主要的糖皮质激素是皮质醇（氢化可的松）。

最薄的皮质层是最里面的网状带，它为男性和女性提供肾上腺雄激素分泌。然而，男性中的绝大部分睾酮来自于睾丸。这些激素不是维持生命所必需的。

髓质是儿茶酚胺合成的部位。儿茶酚胺激素（如肾上腺素）在应激性生理情况下很重要。

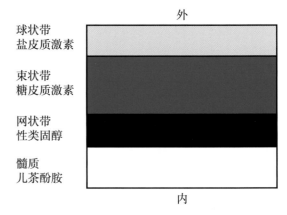

肾上腺皮质和髓质

所有的类固醇都合成自胆固醇。为了使胆固醇有用，它必须被类固醇生成急性调节蛋白（StAR）运送到线粒体中。在线粒体中，胆固醇被胆固醇侧链裂解酶转化为孕烯醇酮。皮质的所有类固醇都是由孕烯醇酮经多种不同的酶（见下图）产生的。这些酶大多数属于细胞色素 P450 加氧酶家族。抑制 P450 系统中酶的药物（如酮康唑、依托咪酯）能抑制类固醇的合成。

我们先讨论糖皮质激素。虽然所有的肾上腺类固醇都是在皮质中合成的，但糖皮质激素却有时被称为皮质类固醇，这是因为它们对生命是必需的（并且束状带是最厚的一层）。它们的名字来源

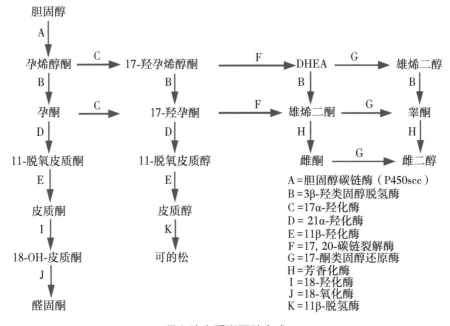

肾上腺皮质类固醇合成

于它们通过增加糖异生、降低葡萄糖摄取而增加葡萄糖浓度的能力。因此，当身体处于禁食状态或者需要能量时，它们就会被激活。这些激素若水平过低，生命将不可能维持。然而，数量过多时，它们会抑制蛋白质合成并促进蛋白质分解，因为它们本来是要帮助身体获得能量的。主要的糖皮质激素是皮质醇（氢化可的松）。

像大多数内分泌器官一样，束状带受到反馈回路的控制。它和网状带——合成雄激素的部位——在本质上与合成醛固酮的球状带是两种独立的器官，并处于不同的控制之下。对束状带的刺激是垂体前叶激素 ACTH（促肾上腺皮质激素）。在 ACTH 的刺激下，这一层会增加其激素的产生。

皮质醇
（氢化可的松）

可的松

醛固酮

主要的肾上腺皮质类固醇

ACTH 水平增加后的几分钟后，皮质醇水平升高；这种现象可以通过测量 ACTH 输注前后血清中皮质醇的水平来观察。

在皮质醇水平达到某个平台期后，它会告诉垂体皮质醇足够了，以减缓 ACTH 的产生。在应激（例如，手术、败血症，甚至剧烈运动）的时候，ACTH 水平升高以产生更多的皮质醇（为身体提供更多能量）。如有必要，身体可以产生 10 倍于正常量的皮质醇（约 300 mg/d）。人类最大的生理性应激之一是怀孕，此时皮质醇水平可以升到正常水平的几倍。

皮质醇过多：库欣综合征

通常这一切运行得都很好，皮质醇保持在适当的水平。但是偶尔会出现问题，产生过多的皮质醇。这种有害的现象被称为库欣综合征（Cushing syndrome，CS）（以著名的内分泌神经外科医生哈维·库欣（Harvey Cushing）的名字命名，可能有多种不同的原因。

让我们想想身体产生过多皮质醇的方式。如果 ACTH 过多，肾上腺皮质就会分泌过多。库欣病（Cushings disease，CD）是库欣综合征的一个亚型，它是由分泌 ACTH 的垂体肿瘤所引起的。这是内源性 CS（即皮质醇的来源起源于体内）的最常见原因（约 2/3 的病例）。

还有其他肿瘤也可产生 ACTH。这包括神经内分泌肿瘤，如小细胞肺癌，它还可以制造其他神经内分泌肽（如抗利尿激素）。嗜铬细胞瘤很少能

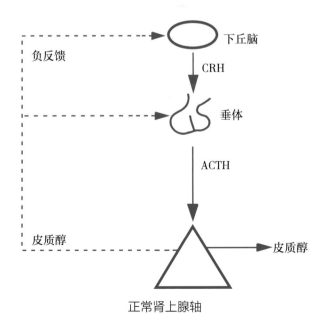

正常肾上腺轴

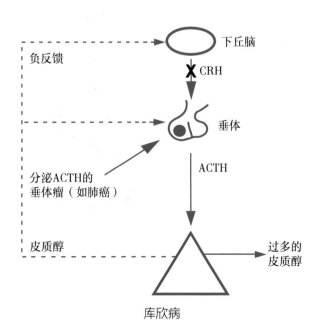

库欣病

产生ACTH。由于这里ACTH的来源在其原始来源（垂体）之外，这种综合征被称为"异位"（副肿瘤或"不在适当位置"）ACTH综合征（后面会详细介绍）。这是内源性CS的第二个最常见原因。在这些引起CS的疾病中，ACTH水平升高，在异位ACTH综合征中ACTH水平经常是正常水平的数百至数千倍，这往往比库欣病更具侵袭性。事实上，由于这些恶性肿瘤的侵袭性，异位ACTH综合征的一个表现体征可能是恶病质和电解质异常，而不是通常与CS相关的典型形态学发现（稍后讨论）。

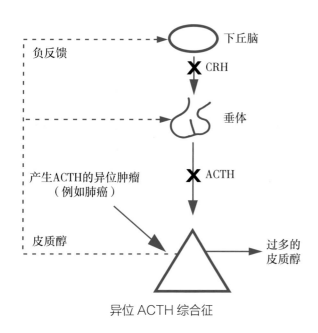

异位 ACTH 综合征

如果肾上腺"失控"，并在没有ACTH调节的情况下自行产生过多的皮质醇，CS也可能发生。这种类型发生在对正常反馈没有反应的肿瘤中（再次，本书的一个共同主题是所有疾病从根本上都是由第1讲讨论的正常反馈机制的破坏造成的）。这些可能是良性肿瘤（腺瘤更常见）或恶性肿瘤（肾上腺皮质癌）。后者是CS的罕见原因，但往往非常具有侵袭性并通常是致命的。因为垂体工作正常，所以ACTH水平被"关闭"了（低）；这就是它们与ACTH-依赖导致的疾病之间的区别。

到目前为止，我们已经讨论了内源性原因，但实际上，CS的最常见原因是外源性的（即类固醇的来源在体外）。合成的糖皮质激素用于许多情况，包括慢性风湿病和肺部疾病，还给予那些为器官移植而接受免疫抑制的人（鉴于免疫抑制方案的改进，这在今天不太常见了，减少了对类固醇的需

要）。这些患者必须接受非常高剂量的类固醇以抑制他们的疾病。

外源性CS通常很明显，因为医疗保健提供者通常知道该患者正在服用类固醇。因为垂体发现过多的皮质醇，所以ACTH水平是低的（记住反馈抑制通路）。

CS的临床特征是由于皮质醇过量的有害影响造成的。皮肤强度下降、容易淤伤和有色素的条纹（妊娠纹）很常见。皮质醇过多会破坏肌肉质量，所以这些人往往非常虚弱，尤其是四肢近端肌肉。即使是患有CS的年轻人也常常在没有帮助的情况下无法进行深屈膝。骨质疏松症也很常见（由于过量的糖皮质激素减少骨形成），主诉可能是病理性骨折。他们还可能会出现向心性肥胖和颈部区域的特征性脂肪沉积（"水牛背"）。圆圆的"满月脸"也很常见，尽管有些CS患者仅有轻度肥胖，看上去不像教科书中的"经典"患者。与确定疾病时间进展的所有临床事件一样，检查旧照片至关重要，鉴于变化可能需要数年时间，患者和家属都不一定能准确回忆这些细节。

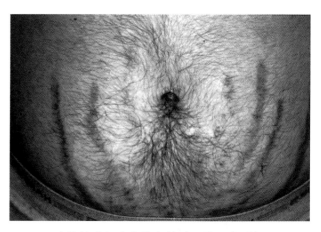

库欣综合征患者的条纹（彩图见书后）

有几种方式来筛查患者是否有CS。由于ACTH和皮质醇分泌有周期性，随机测量的值通常没有什么价值。一项行之有效的筛查测试是检测24小时尿液中皮质醇的排泄量。检测值正常就排除CS，而检测值高则需要进一步检查。另一种筛查测试是地塞米松抑制试验。该试验利用给予正常个体合成的糖皮质激素（地塞米松）来抑制ACTH和皮质醇分泌的能力。如果我们在晚上给一个正常人服用地塞米松（1毫克），那么第二天早上皮质醇水平应该降得非常低，因为ACTH的产

生被生理性抑制了（就效力而言，1 毫克地塞米松相当于约 30 毫克氢化可的松，等于或大于每天所分泌的平均量）。相反，在有 CS 的人中，皮质醇的水平不下降。要么 ACTH 水平下降得不够低（以 ACTH- 依赖的形式，库欣病和异位 ACTH），要么无约束的肾上腺自行发挥作用（肾上腺肿瘤）。这仅仅是一项筛查测试，与 24 小时尿皮质醇测试一样，还需要进行确认测试。

另一项有用的筛查测试是检测唾液皮质醇水平。此方法是患者将小棉塞放置在嘴中，并在晚上进行皮质醇水平的测量。这种测试显示了很好的前景，并且可以取代一些繁琐的地塞米松抑制试验，这些抑制试验有时会产生混乱的结果（由于患者没有正确服用地塞米松）、未能准确地收集尿液或存在加速地塞米松代谢使其失效的药物（如托吡酯）等。

CS 的确认测试是另一种类型的地塞米松抑制试验（DST），即低剂量测试。在这个测试中，较高剂量的地塞米松（0.5 毫克）每 6 小时给一次，持续 2 天，然后检测血清皮质醇和尿皮质醇的水平。在正常人中，这些水平会受到抑制；在那些 CS 患者中，这些水平不受抑制。

一旦确认了 CS，我们如何分辨其原因呢？ACTH 在这里很有价值。如果它的水平升高了，则 CS 不可能由肾上腺肿瘤引起，因为肾上腺 CS 的高皮质醇水平会"告知"下丘脑 - 垂体轴（HPA）关闭。若 ACTH 水平升高，那么我们就剩下 CD 和异位 ACTH 两个原因了。MRI 可以显示肿瘤，这可以提示 CD。一个大的肺肿瘤提示异位 ACTH 综合征。在这些结果模棱两可的情况下，会采用一种称为岩窦取样的技术。在这个技术中，ACTH 实际上是从岩窦（引流垂体）测量的，并与外周血中的 ACTH 进行比较。若垂体 ACTH 水平高于外周水平（大于 2 倍）则提示 CD（梯度通常要高得多）。如果不高，则提示异位 ACTH 综合征。如果 ACTH 水平低，肾上腺计算机断层扫描（CT）或 MRI 可能会分辨出肿瘤。偶然发现的垂体肿瘤相当普遍，但仅仅存在肿瘤并不能证明它有功能；因此，功能的动态评估（比如岩窦取样）通常很有用，可以防止不必要的手术。

下面就要治疗引起 CS 的原因了。对于库欣病，切除垂体肿瘤即可。对于小肿瘤，切除后可能会留下残余的正常垂体功能。对于大肿瘤，垂体可能会受损，需要激素替代治疗。生长抑素类似物帕瑞肽对于手术失败或手术条件不佳的库欣病患者来说是一种有效的治疗方法。多巴胺类似物卡麦角林（通常用于催乳素瘤）对 CD 患者也有一定的效果。因此，大多数 CD 患者的预后良好。

不幸的是，异位 ACTH 综合征通常由于许多肿瘤（如小细胞肺癌）的侵袭性而无法治愈。一些肿瘤（如支气管类癌）则更为惰性。肿瘤（如肺癌）会通过任何必要的手段进行治疗，并且可能是姑息性的。可以考虑减少肾上腺类固醇合成的药物（例如酮康唑、米托坦）。

一种针对常规治疗失败的 CS 患者的新疗法是米非司酮（RU-486），它是一种孕酮受体拮抗剂，最初是作为堕胎药（作为紧急避孕药）开发的；它在较高浓度下也具有糖皮质激素受体拮抗剂活性。米非司酮与糖皮质激素受体的结合具有高亲和力，但与盐皮质激素受体的亲和力很小。虽然它没有治疗病因（就像培维索孟不治疗肢端肥大症中的 GH 过多一样），但它会阻断过量糖皮质激素的影响——尽管盐皮质激素的效应可能仍然存在。

肾上腺肿瘤应该通过手术切除，因为身体只有一个肾上腺也能正常运作。肾上腺皮质癌更具有侵袭性，可能无法治愈。转移是频繁的且经常是致命的，可使用米托坦等药物作为辅助治疗。将糖皮质激素的给药剂量减少到尽可能低的水平可以最大限度地减少医源性 CS。

肾上腺皮质功能不全：艾迪生（Addison's）病

每个内分泌器官都有缺乏综合征以及激素过剩综合征。由于肾上腺皮质是生命所必需的，因此肾上腺皮质功能减退症（AI）引起许多问题是显而易见的。像所有的缺乏综合征一样，AI 可能是原发性或继发性的。原发性 AI 发生在肾上腺本身受损时，如果皮质因 ACTH 不足而萎缩则会发生继发性 AI。

原发性 AI 也称为艾迪生病，以托马斯·艾迪生（Thomas Addison）的名字命名，他于 1849 年首次描述了这种情况。与大多数内分泌缺陷综合征一样，最常见的原因是自身免疫。其他原因包括结核病、先天性肾上腺酶缺陷、真菌感染（通常为组织胞浆菌病）、浸润性疾病（血色病）、HIV 感染和转移性癌症（不常见；虽然肾上腺是转移的常见部位，但很少会导致肾上腺功能不全）。

由于皮质醇是一种应激激素，因此 AI 患者能量不足是理所当然的。确实，这些人常常虚弱、厌食、低血糖和抑郁。约翰·肯尼迪（John F. Kennedy）总统在年轻的时候出现虚弱、体重减轻和色素过度沉着，最终在 1947 年被诊断为艾迪生病。对他来说幸运的是，可的松在 1949 年（在艾迪生描述这种疾病之后 100 年）被发现。

在原发性内分泌缺乏症中，促激素通常是徒劳地升高以使腺体工作。在这种情况下，ACTH 通常会升高到正常水平的数百倍。ACTH 的一个有趣特性是它与促黑素细胞激素（α-MSH）具有相似性，这在人类中并不很重要。这个激素在许多低等脊椎动物（例如爬行动物和两栖动物）中很重要，它们通过改变颜色与环境融为一体来躲避捕食者。在人类，黑色素细胞负责痣、雀斑和晒黑。艾迪生病中非常高的 ACTH 水平像 MSH 一样发挥作用，并引起皮肤中黑色素沉积增加和色素沉着（然而 MSH 并没有类似 ACTH 的活性）。确实，那些患爱迪生病的人通常看上去就像他们在佛罗里达的阳光下晒了好几周刚回来一样。事实上，疾病的早期，有些患者实际上还挺高兴，因为不需要任何努力（或冒与过度日晒相关的风险），他们不仅体重降低了而且皮肤还挺黑！然而，这可不是变黑的好方法，因为患者最终会生病并就医，在并发灾难性疾病的情况下可能会导致死亡。

你也许会问那些患有库欣病或异位 ACTH 综合征的患者是否会出现色素沉着过度。那些患库欣病的人通常没有足够高的 ACTH 水平来引起这个问题，但是在异位 ACTH 综合征中它的水平可能足够高从而引起色素沉着。

艾迪生病患者有许多常见的实验室异常。由于皮质醇对糖代谢很重要，低血糖可能会出现。醛固酮在帮助身体排出钾和保持钠方面很重要，所以经常会出现高钾血症和低钠血症。皮质醇在帮助身体吸收钠方面也很重要。患者可能会脱水，所以血清尿素氮（BUN）和肌酐可能会升高。

患者可能会持续数年病情轻微并只有轻微症状。通常，如果某个人不能轻易从小病中恢复（如病毒感染）或者在应激情况下（如怀孕）生病，那就要怀疑艾迪生病了。如果受到足够的压力，肾上腺危象或休克可能就会发生。如果之前未确诊的 AI 患者发生事故、接受手术或患有严重疾病（例如心肌梗死），这种情况就会出现，使肾上腺危象突然发生。

幸运的是，艾迪生病（原发性肾上腺皮质功能减退症）的治疗既简单又便宜。可的松于 1949 年被分离出来，被认为是一种"神奇的药物"，尽管我们现在知道它太多是有害的。艾迪生病的患者接受口服糖皮质激素，例如天然存在的氢化可的松或可的松（可的松本身在生物学上是惰性的，必须经过肝转化为氢化可的松）。或者，可以使用合成的糖皮质激素，如泼尼松或地塞米松。使用天然类固醇的一个原因是它们内在的盐皮质激素的活性，一些患者单独使用氢化可的松的效果很好，尽管患有原发性 AI 的大多数患者需要添加合成的盐皮质激素，如氟氢可的松（口服后醛固酮本身会降解，因此是无效的）。

在严重应激的时候（如疾病或手术），肾上腺皮质功能不全的患者必须增加他的糖皮质激素剂量（不是盐皮质激素）。如果不这样做，可能会导致住院甚至死亡。

皮质醇生物合成的先天性错误：先天性肾上腺皮质增生症

先天性肾上腺皮质增生症（CAH）是一组类固醇生物合成的常染色体隐性遗传疾病。根据酶阻断的不同，可分为几种不同的类型。它们的共同点是没有制成终产物，导致 ACTH 增加，从而引起肾上腺增生。临床发现所见取决于酶缺陷和积累的前体。出现的问题包括男性化（雄激素及其前体增加）、女性化（雄激素降低）、肾上腺功能不全（糖皮质激素减少）和（或）高血压（盐皮质激素前体增加）。由于所需要的产物无法被充分地制造出来，一种恶性循环就会出现，即终产物（如皮质醇）的形成不足，导致 ACTH 增加和前体（如雄激素）的积累。

CAH 的最常见类型是 21α- 羟化酶缺乏症。在这种疾病中，酶阻断导致醛固酮和皮质醇产生不足，如果不治疗，出生后不久就会出现肾上腺危象和休克。相反，雄激素前体积累会导致女孩男性化、外生殖器性别不清和性别分化障碍或 46,XX 性发育障碍（基因上是女性但出现男性外形）。这是女性生殖器不明确的最常见原因。在男孩中，它会导致幼年男性化，引起严重的心理和发育问题。在两性中，早期过多的性类固醇会导致性早熟、生长速度的最初增加，以及由于骨骺板过早融合（来自雄激素过多；然后多余的雄激素被芳香化为雌二醇，这会引起骨骺板融合）而造成的最终的身材矮小。

治疗的目的是预防肾上腺危象和死亡、在女性中早期发现其性别，以使她们可以按照正确的性别被抚养，以及在两性中及早治疗以防止性早熟和由此导致的成人身材矮小和心理问题。

其他更为罕见的形式包括 3β- 羟基类固醇脱氢酶缺乏症，它会导致女性出现类似的多毛症和男性化症状。11β- 羟化酶和 17α- 羟化酶缺乏会导致盐皮质激素前体［如脱氧皮质酮（DOC）］的积累，并能引起高血压。由于性类固醇合成途径的缺陷，后一种缺乏症会导致女性缺乏女性化，男性缺乏男性化。

所有形式的 CAH 都通过给予糖皮质激素（如氢化可的松）来治疗，这会使 ACTH 降低到正常水平，并减少过多类固醇前体的合成。一些患者也可能需要盐皮质激素（氟氢可的松）。

盐皮质激素

醛固酮是主要的盐皮质激素，由肾上腺皮质球状带产生。这种激素的作用是帮助身体保持钠并排泄钾，因此得名"盐皮质激素"。与内侧的两层不同，ACTH 对其正常分泌并不是必需的。相反，它是处于肾素 - 血管紧张素系统的调控之下的，涉及肾和肝。醛固酮分泌的刺激开始于肾，肾分泌肾素以应对低血压、血管内容量降低、血清渗透压升高和高钾血症。在肾素的影响下，肝肽血管紧张素原被转换为血管紧张素 Ⅰ。另一种酶，血管紧张素转换酶，将血管紧张素 Ⅰ 转换为血管紧张素 Ⅱ。然后血管紧张素 Ⅱ 刺激球状带使其产生醛固酮。醛固酮又通过帮助身体保持盐和水以及分泌钾来发挥作用。一旦这些水平恢复正常，肾就停止产生肾素，万事大吉了。

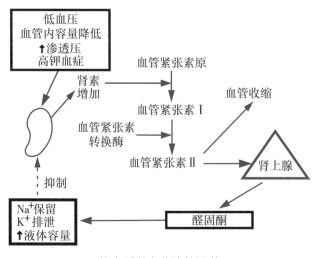

盐皮质激素分泌的调节

继发性肾功能不全（由于垂体或下丘脑疾病）的患者不需要盐皮质激素，因为醛固酮层不依赖 ACTH。没有 ACTH，球状带仍会继续产生醛固酮。

醛固酮增多症

正如糖皮质激素可能分泌过多一样，盐皮质激素分泌过多也可能发生，进而导致醛固酮增多症的临床综合征。在这里，过多的醛固酮会导致钾从肾中丢失、低血钾水平（低钾血症）和高血压。若出现自发性低钾血症（即不是由利尿剂等药物引起的）并存在血清和（或）尿醛固酮升高，就可提示醛固酮过多。原发性醛固酮增多症是由于肾上腺本身的自主分泌过多引起的，它不依赖于肾素 - 血管紧张素系统；因此肾素水平是低的。继发性醛固酮增多症是由于肾素水平升高引起的。最常见的原因是肾血管性高血压，但也可能是由分泌肾素的肿瘤引起的。

原发性醛固酮增多症通常（当今的 2/3）是由良性肾上腺肿瘤（康恩综合征）引起的。在其他大多数情况下，醛固酮增多症是由两个肾上腺的增大（增生）引起的。醛固酮增多症很少由肾上腺皮质癌和先天性肾上腺酶缺陷引起。糖皮质激素可治疗的醛固酮增多症（GRA）是一种罕见的醛固酮增多症的遗传原因，它会导致 ACTH- 依赖的束状带产生醛固酮。在这种罕见的疾病中，基因被"打乱"，因此束状带含有醛固酮合成酶并对 ACTH 刺激有反应（记住正常情况下醛固酮不被 ACTH 调节而是被肾素 - 血管紧张素系统调节）。给予小剂量糖皮质激素可改善高血压和其他的生化指标。

引起醛固酮增多症的肿瘤通常被切除，剩余的肾上腺足以满足身体的其他需要。低钾血症通常会消退，高血压也会得到改善。由于"偶发的"肾上腺肿瘤很常见，所以必须要确定肾上腺肿块，如果发现了，确实是原因（且并不是巧合地出现在增生患者身上的）。通常进行肾上腺静脉取样来验证这一点；在受影响的一侧腺体中可观察到醛固酮的"上升"梯度，但在肾上腺增生时左侧和右侧的数值相近。

双侧增生引起的醛固酮增多症（"特发性"醛固酮增多症）最好用药物治疗，因为有意思的是，去除两个肾上腺对高血压并没有帮助（而且还带来显著的发病率，因为患者将终身需要类固醇替代治疗）。醛固酮增多症的一个非常罕见的原因是肾上腺皮质癌，通常预后较差。

有时，摄入某些物质可模拟醛固酮增多症。真正的糖果甘草（在美国并不是很常见，因为糖果等只含有甘草调味剂）和一些其他物品（如咀嚼烟草、草药制剂）含有一种类固醇（甘草次酸），它可抑制肾中把皮质醇转换为可的松的一种酶。记住，皮质醇具有盐皮质激素活性；如果甘草次酸抑制肾中皮质醇的降解，皮质醇就能强烈地影响受体，并产生出一种明显的盐皮质激素过多的表现，导致高血压和低血钾。在有害物质停用后高血压可减轻。

心脏激素和钠代谢

除了抗利尿激素和盐皮质激素外，还有其他因素会影响钠排泄。很久以前就发现心房膨胀会导致水分排泄增加。后来发现心房细胞分泌一种肽类激素，心房钠尿肽（ANP）。容量超负荷引起心房扩张，导致 ANP 的释放。ANP 主要影响肾，导致尿钠排泄、肾小球滤过率增加和肾素分泌减少。它也抑制肾上腺皮质醛固酮的产生。

肾血管性高血压（肾动脉狭窄）

肾动脉狭窄是一种相对常见的情况，通常由动脉粥样硬化性疾病引起。这些病变导致血管狭窄并使流到肾的血流量减少。这会欺骗肾使它误以为血压低，并诱使它分泌更多的肾素。这反过来会产生更多的血管紧张素 II 和醛固酮，导致高血压（"继发性"醛固酮增多症的一种形式）。尽管血压升高了，但肾仍然认为血压是低的（由于狭窄病变）。这种恶性循环会导致高血压。

在 25 岁以下或 55 岁以上患有高血压的人中都应该考虑这种类型的高血压。它可以通过血管成形术（在狭窄病变处扩张球囊）或通过手术矫正狭窄动脉来纠正。

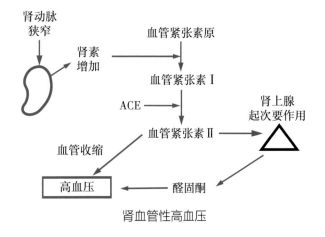

肾血管性高血压

肾上腺髓质

出于我们的目的，我们将把肾上腺髓质视为一个独立于肾上腺皮质的实体。髓质负责分泌由酪氨酸制成的儿茶酚胺（肾上腺素、去甲肾上腺素和多巴胺）。在中枢神经系统和交感链中也发现了相同类型的细胞。髓质分泌的主要儿茶酚胺是肾上腺素。去甲肾上腺素在髓外组织中更丰富。

肾上腺髓质没有明确的促激素。当身体经受身体或精神压力时儿茶酚胺有增加的趋势。这就是巧妙描述的战斗或逃跑反应，伴随着心率或其他激素（皮质醇和生长激素）的增加。

儿茶酚胺过多见于嗜铬细胞瘤综合征，如下所述。肾上腺髓质的功能减退很少有临床意义，因为儿茶酚胺可以在身体的其他部位（如交感神经链）产生。长期患有糖尿病的患者可能会出现自主神经病变，并缺乏儿茶酚胺对低血糖的反应（低血糖无意识）；这是一个严重的并发症，可以严重影响日常生活。

儿茶酚胺过多：嗜铬细胞瘤

嗜铬细胞瘤是一种产生过量儿茶酚胺的神经内分泌肿瘤。它通常是良性肿瘤，但在极少数情况下可能是恶性的。大多数嗜铬细胞瘤发生在肾上腺髓质本身。它曾经被认为是高血压的罕见原因，因此有时会被漏诊。但实际上，它是高达 0.6% 的高血压患者的高血压原因。虽然当我们心烦意乱或者处于压力之下时，我们都会不时有儿茶酚胺过多的爆发，但嗜铬细胞瘤患者大部分时间都是这样。在这些严重的过多发作期间，患者会出现很多症状，例如出汗、头痛、心动过速、脸色苍白和严重的高血压。这些症状可能非常严重，以至于患者死于卒中或心肌梗死。

嗜铬细胞瘤可通过多种方法诊断。最常用的方法是测量 24 小时收集的尿液中儿茶酚胺或它们的代谢物［甲氧基肾上腺素和香草基扁桃酸（VMA）］。"点"尿收集不太有用。无血浆甲氧基肾上腺素的测量被发现对嗜铬细胞瘤具有最高的灵敏度（99%）和特异度（90%），相比之下尿儿茶酚胺仅为 80%～90%。在生化证实存在嗜铬细胞瘤后，应进行定位研究（MRI 或 CT）。

大多数肿瘤的治疗方法是手术切除。患者必须准备好 α 受体阻断剂（酚苄明），有助于控制血压。

在发生充分的 α 受体阻滞后，心率可以用 β 受体阻断药（普萘洛尔）来降低。首先启动 β 受体阻断药实际上会使情况更糟糕，所以必须避免。

嗜铬细胞瘤最常见的是散发性的，但也可以作为几种遗传综合征的一部分发生。曾经有人认为只有 10% 是由基因决定的，但是现在我们知道至少 20% 是特定遗传疾病的一部分。（旧的嗜铬细胞瘤准则"10% 肾上腺外，10% 双侧，10% 恶性"已不再适用。）这些综合征也包括副神经节瘤（罕见的发生于肾上腺外自主副神经节的神经内分泌肿瘤，源自神经嵴）。遗传性嗜铬细胞瘤——副神经节瘤综合征包括多发性内分泌腺瘤（MEN）2、von Hippel-Lindau 病（VHL）、家族性副神经节瘤综合征（由琥珀酸脱氢酶（SD）基因的突变引起）和神经纤维瘤病（NF）。这些综合征有遗传标志物。

偶发性肾上腺肿瘤

偶然发现的肾上腺肿瘤（偶发瘤）是直径 ≥1 cm 的肿块，是在进行另一种显像模式时意外发现的。一个常见的临床场景：一名车祸患者在急诊室进行腹部 CT 扫描时发现有意外的肾上腺肿块。

肾上腺偶发瘤很常见（正常成人的 2% ~ 4%）；这些肿块最常代表良性非功能性皮质腺瘤，但也可能是功能性腺瘤、癌、嗜铬细胞瘤、囊肿，或者其他原发肿瘤的转移瘤（很少）。因此，虽然大多数没有临床意义，但也不能简单地忽略它们。挑战在于如何以划算的方式评估这些，同时又不让患者进行不必要的检查或程序。

幸运的是，CT 的某些成像特征对其评估非常有用。低密度病变［<10 亨氏单位（HU，辐射密

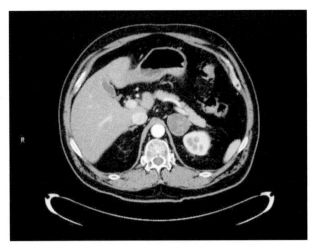

在 CT 扫描中偶然发现的左肾上腺肿块

度指标）］通常是良性的（因为它们富含脂质），在 15 分钟时洗掉超过 50% 的放射造影剂的病变也是如此。嗜铬细胞瘤和肾上腺皮质癌通常更大，具有更高的密度（通常>40 HU）。

然而，即使是看上去是良性的病变也应进行功能亢进症的评估，因为激素过多会有潜在的、有害的影响。这通常包括对库欣综合征和嗜铬细胞瘤的评估。高血压和低钾血症的患者应该排除醛固酮增多症（尽管产生醛固酮的肿瘤通常很小并且不是偶然发现的）。

功能性肿瘤应该被切除。那些有良性放射学表现且被认为无功能的肿瘤（大多数偶发瘤属于这一类）可以通过定期的生化筛查和 CT 扫描来简单监测。不管生化如何，直径>6 cm 的病变都应该切除。那些 4 ~ 6 cm 的属于"中等风险"，可能需要手术切除，具体取决于个人情况。显然，病变显著的间断生长通常是切除它的一个原因。

复习题

1. 一名 47 岁超重的女性因剧烈腹痛就诊于急诊室，接受腹部 CT 增强扫描。可见一个 1.5 cm 低密度左肾上腺肿块（5 HU），在 15 分钟造影剂洗掉 60%。她有高血压和 2 型糖尿病病史，为此她服用赖诺普利、二甲双胍和西格列汀。除了体重，她的检查结果是正常的。

a. 这里我们关心的是哪个常见的异常？

b. 我们怎样评估这一点？

c. 她的糖尿病和高血压与此有关吗？

（a）她有一个偶然发现的肾上腺肿块，常见于成人（2% ~ 4%）。（b）CT 表现为良性腺瘤，但是必须排除功能亢进。做了个过夜地塞米松抑制试验，结果正常。尽管外表不符合嗜铬细胞瘤，但血浆儿茶酚胺和甲氧基肾上腺素均正常。（c）可能无关。数以百万计的人患有高血压和糖尿病，很少有病例能用内分泌问题来解释。库欣综合征应该被排除，但在

统计上不太可能。

2. 一名 42 岁女性在过去的 18 个月内出现肌无力（无法爬楼梯）、腹部有色纹、向心性肥胖、新发高血压和糖尿病以及抑郁症。她不吸烟，除了多种维生素外不服用任何药物。在 1 mg 过夜地塞米松抑制试验后血清皮质醇升高至 7.7 μg/dl（正常：<2 μg/dl），血清 ACTH 是正常上限的 3 倍。最可能的诊断是：

　　a. 功能性肾上腺皮质腺瘤引起的库欣综合征

　　b. 功能性肾上腺皮质癌引起的库欣综合征

　　c. 人为滥用皮质类固醇

　　d. 分泌 ACTH 的垂体瘤引起的库欣病

　　e. 小细胞肺癌引起的库欣综合征

　　（d）这是库欣病的典型表现，是内源性库欣综合征（CS）的最常见原因（2/3 的病例）。由于 ACTH 水平升高，可排除功能性肾上腺肿瘤（a、b）和外源性类固醇（c）。虽然异位 ACTH 综合征（e）理论上是可能的，但它通常出现得更快；这名妇女也不属于肺癌的高危人群。在第二次检测确认存在 CS 后，此时应该进行垂体 MRI 检查。

3. 一名 19 岁的白人大学生到明尼苏达州明尼阿波里斯市的一个急诊室就诊，有 6 周体重减轻、厌食、恶心和呕吐病史。她低血压，并被注意到有弥漫性色素沉着（现在是 1 月，她否认最近前往气候温暖的地方旅行或使用过日光浴间）。血清化学物质检测提示有显著的高钾血症和低钠血症。随机血清皮质醇为 2.2 μg/dl；服用合成 ACTH 后 1h，血清皮质醇为 6.2 μg/dl（正常反应：>18 μg/dl）。血清妊娠试验阴性，ACTH 水平待定。在她的病例管理中最合适的下一步是：

　　a. 肾上腺 CT 成像

　　b. 垂体 MRI

　　c. 测量垂体激素（生长激素、催乳素、FSH、LH、TSH）

　　d. 静脉注射生理盐水和氢化可的松

　　e. 地塞米松抑制试验

　　（d）这位年轻女性有典型的艾迪生病（原发性肾上腺皮质功能不全）。在寒冷气候地区的冬季，如果出现这些症状以及色素沉着，而且没有紫外线暴露的证据，则强烈提示该诊断；对合成的 ACTH 无反应证实了该诊断。当结果从实验室返回

时，ACTH 水平应大幅度升高。肾上腺 CT（a）在某些适应证中可能是必要的（例如，当怀疑感染或恶性肿瘤相关的病因时），但在这种典型的表现中通常并不需要，这通常是自身免疫介导的。垂体 MRI 不适用。垂体激素检测（c）不会有帮助（虽然可以检测 TSH，因为一些患者也同时存在甲状腺功能减退症）。地塞米松抑制试验（e）用于诊断库欣综合征（皮质醇过多），而不是诊断皮质醇不足。

4. 一名 21 岁男性大学生因新发高血压伴显著低血钾就诊。他一直在努力戒烟，反而开始咀嚼烟草；他一直使用的特定品牌被指出使用甘草根（甘草）作为甜味剂。1 年前，他因上呼吸道感染到学生健康中心就诊时血压正常。病例管理的下一个最佳步骤是：

　　a. 测量血清醛固酮和肾素水平

　　b. 肾上腺 CT 以寻找产生醛固酮的肿瘤

　　c. 肾血管造影以寻找肾动脉狭窄

　　d. 停止咀嚼烟草

　　e. 开始服用降压药

　　（d）这是一起不慎摄入甘草次酸的典型案例，甘草次酸是甘草中的活性成分，可抑制 11-β- 羟基类固醇脱氢酶，该酶通常在肾中将活性皮质醇代谢为无活性的可的松；给予足够的酶抑制，肾中皮质醇水平可达到能导致明显盐皮质激素过多的水平。甘草是 FDA 批准的食品添加剂，可在许多现成的食品中找到，且无防止其添加的规定（美国常见的甘草味的糖果不含甘草次酸）。这个案例说明，在对这个年龄患者不太可能出现的疾病进行昂贵的且无回报的检查之前，需要仔细了解病史。

5. 一名 62 岁男性患者因严重的头痛、心悸、颤抖和"对即将到来的厄运的恐惧"到急诊科就诊。最近他的主治医师让他开始服用阿替洛尔（一种 β 受体阻断药）来治疗高血压，这使发作变得更糟。在此之前没有高血压史。他的实验室评估包括正常 24 小时尿游离皮质醇、正常电解质和化学检查。24 小时尿儿茶酚胺和甲氧基肾上腺素检测提示去甲肾上腺素和去甲变肾上腺素显著升高，血浆去甲变肾上腺素是正常上限的 8 倍。急诊科腹部 CT 显示 3 cm 左侧肾上腺肿块，密度为 40 HU。除了入院监测外，此时对该患者最合适的处理包括：

a. 增加 β 受体阻断药的剂量

b. 立即切除肾上腺肿块

c. 6 个月内复查 CT

d. 立即停用阿替洛尔，使用 α 受体阻断药以控制高血压，然后重新启动 β 受体阻断药，再进行手术切除

e. 肾上腺肿块细针穿刺活检，因为高亨氏密度可能表明肾上腺皮质恶性肿瘤

（d）这是嗜铬细胞瘤的典型表现。这个年龄的人出现高血压必须注意其次要原因；嗜铬细胞瘤比以往认为的更常见。CT 表现是此类肿瘤的典型表现；虽然肾上腺皮质腺瘤密度低（<10 HU），但嗜铬细胞瘤的血管非常丰富并且更密集。尽管癌（e）也具有高密度，但临床表现是典型的嗜铬细胞瘤。肿瘤活检是不需要的，而且可能会导致灾难性的后果（甚至死亡）；立即切除肿块（b）也同样不太推荐。症状通常是通过使用 β 受体阻断药来"揭开"的；嗜铬细胞瘤中无对抗的 β 受体阻断药反而会使病情恶化。因此，增加阿替洛尔的剂量（a）是禁忌的。正确的管理是使用 α 受体阻断药（酚苄明），接着是 β 受体阻断药（在高血压得到控制之后）和手术切除。观察（c）是个坏主意，因为这种疾病如果不治疗的话有非常高的死亡率。

6. 一名 78 岁女性患者，有慢性痴呆和类风湿关节炎病史，因肺炎住院。入院后不久，发现她有低血压和轻度低钠血症。她的皮肤苍白；不能连贯地回答问题，这与她之前的精神状态一致。血清皮质醇非常低，对合成 ACTH 的刺激没有反应；血浆 ACTH 也受到抑制。ECG 和心肌缺血标志物均为阴性。她失代偿的最可能原因是什么？

a. 由于治疗肺炎服用抗生素，她发展为原发性肾上腺皮质功能减退症

b. 她在疗养院服用泼尼松治疗类风湿关节炎，但在她入院时无意中把该药从药物清单中遗漏了

c. 她的痴呆已经发展为急性失代偿状态

d. 她正在服用一种干扰皮质醇测定的药物，导致数值错误的降低

（b）这是继发性肾上腺皮质功能减退症的典型表现，通常是由于突然停用类固醇所致。即使是小剂量的强的松（例如每天 5 mg），如果停药的话，也足以引起肾上腺抑制和功能不全。该患者在住院期间应接受应激类固醇；必须仔细检查入院时患者的所有记录（尤其是无法提供连贯病史的痴呆患者），以避免此类错误。

（姚伟娟）

第5讲 葡萄糖代谢

在上一讲中，我们了解了肾上腺，也称为"战斗或逃跑"的腺体。这些腺体分泌对抗躯体应激与疾病期间必需的激素，是生命所必需的。

两个肾上腺位于肾上方的腹膜后腔内。肾上腺分为皮质和髓质。肾上腺皮质包含3层，可产生类固醇激素。肾上腺产生的类固醇包括糖皮质激素、性类固醇和盐皮质激素。与性腺产生的性激素相比，肾上腺分泌的性类固醇极少。

糖皮质激素是生命必不可少的，之所以这样称呼它们是因为它们通过加强糖异生作用来增加葡萄糖浓度。糖皮质激素合成的促激素是垂体激素促肾上腺皮质激素（ACTH），ACTH刺激导致糖皮质激素合成增加，而ACTH降低则导致糖皮质激素缺乏。最受关注的糖皮质激素是皮质醇（氢化可的松）。

库欣综合征（Cushing's syndrome）是皮质醇过多的一种状况。它可能是由ACTH过度分泌引起的，也可能与ACTH无关。库欣综合征最常见的病因是库欣病，这种病是由于垂体肿瘤分泌过多促肾上腺皮质激素而引起的。库欣综合征也可能由分泌ACTH的非肾上腺肿瘤引起，称为异位ACTH综合征。库欣综合征的非ACTH依赖性病因包括肾上腺肿瘤和内源性类固醇摄取。库欣综合征的临床表现包括肌无力，轻微损伤即可引起瘀斑、紫纹，向心性肥胖和"满月脸"。

肾上腺功能不全与库欣综合征相反，可能是由多种情况引起的。原发性肾上腺皮质功能减退症（艾迪生病）通常是由肾上腺自身免疫被破坏而引起的，但也可能是由浸润性疾病或诸如结核病或真菌感染之类的传染性原因引起。继发性肾上腺功能不全可能由垂体功能减退引起；服用外源糖皮质激素的患者在快速停药后也可能发展为继发性肾上腺功能不全。

艾迪生病患者的ACTH水平升高，这是原发性器官缺乏综合征。由于ACTH与促黑素细胞激素（MSH）的生化相似性，这种增加的ACTH通常导致色素沉着过度，这在低等动物中很重要。

肾上腺功能不全的其他体征和症状包括厌食、虚弱、低血压、低血糖和高钾血症。口服糖皮质激素很容易治疗肾上腺功能不全。

先天性肾上腺皮质增生（CAH）是一组类固醇生物合成的遗传性疾病。这些疾病可能由于：①必需类固醇（例如皮质醇）的生产不足或②具有不良性质的类固醇（例如雄激素）的积累引起问题。最常见的形式是21-羟化酶缺乏症，可能导致女性男性化、男性早熟、两性早熟和身材矮小。

盐皮质激素也由肾上腺皮质产生。醛固酮是主要的盐皮质激素，其合成受肾素-血管紧张素系统影响而非垂体的影响。原发性肾上腺皮质功能不全的患者患有盐皮质激素缺乏症，需要替代疗法。因此，垂体功能减退症不会导致明显的盐皮质激素缺乏，继发性肾上腺皮质功能不全的患者不需要盐皮质激素替代疗法。

醛固酮过多会导致醛固酮增多症。由于肾排钾增加导致低钾血症。也可能导致严重的高血压。醛固酮增多症最常见的病因是肾上腺肿瘤（良性或恶性），主要治疗方法是手术切除肿瘤。其他大多数情况是由于双侧增生引起的，这些患者的药物治疗效果最好（使用螺内酯和依普利酮等醛固酮拮抗剂）。

肾血管性高血压是高血压的相对常见病因。这是由肾动脉狭窄（阻塞）引起的，它使肾误以为血流减少。因此，肾告诉肝产生更多的血管紧张素Ⅱ，从而导致继发性醛固酮增多症。这可以通过矫正狭窄病变来治疗。

此外，肾上腺髓质在儿茶酚胺的合成中很重要。肾上腺髓质的临床常见疾病是嗜铬细胞瘤，它会产生过量的儿茶酚胺导致严重的高血压、卒中甚至死亡。这些肿瘤通常是良性且单侧的，也有可能会发生双侧肿瘤。它们越来越被认为是某些遗传综合征的一部分。在对患者进行适当的α受体和β受体阻断药准备后，最好通过手术切除来治疗它们。

葡萄糖代谢

所有生物的生存都需要能量，机体通过摄入碳水化合物、蛋白质和脂质等来获取能量，称为能量代谢的合成代谢（建造）阶段。身体还可以根据需要来自己合成碳水化合物和脂质。在饱食状态下，过量的葡萄糖会转化为糖原，一种由多个葡萄糖分子连接在一起的化合物。糖原储满后，多余的葡萄糖被用于脂肪酸合成。在某种程度上，葡萄糖就像我们橄榄球队的"领队"：它虽然不显眼，但却为身体其余部分行使功能提供所需的能量；就像领队一样，当系统出现故障时，后果可能很严重。

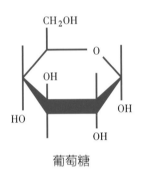

葡萄糖

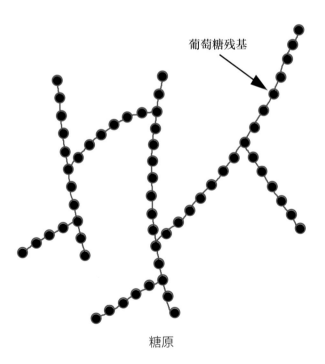

糖原

当这两个阶段之间出现不平衡时，就会产生问题。合成代谢不足阶段（进食过少）的风险是饥饿和死亡，而过度合成代谢（进食过多）会导致能量过多和肥胖。肥胖只有在能量消耗少于能量摄入时才会发生。声称他们"几乎不吃任何东西"的超重

者违反基本的物理定律，即：①物质既不能被创造也不能被破坏，并且②能量与质量成正比。确实许多超重的人的基础代谢率很低，并且没有消耗太多的能量，这使他们难以减肥。但是，尽管有些人的代谢率与其他人不同，但如果不吃太多也很难超重。

分解代谢或分解状态对于保持进食后 4～6 小时的能量水平很有必要。糖原分解为葡萄糖可以满足人体的即时能量需求。然而，糖原储存仅在禁食后持续约 12 小时，不能满足长期的能量需求。之后，需要脂肪酸氧化来提供能量。

在本讲中，我们将讨论常见的葡萄糖代谢异常疾病，例如糖尿病。

胰岛素和胰高血糖素

了解胰岛素的作用在葡萄糖代谢研究中很重要。胰岛素是在胰腺的 β 细胞中产生的一种蛋白质激素。胰岛素的合成开始于前体分子前胰岛素原，然后在细胞中被剪切为胰岛素原。胰岛素原随后被剪切为胰岛素和 C 肽（连接肽）。后者历来被认为没有生物学活性，尽管有学者推测它可能具有一定的临床意义。

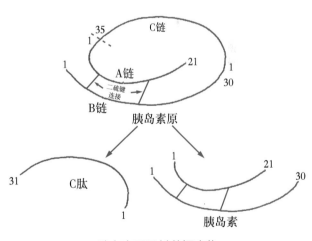

胰岛素原及其剪切产物

胰岛素是一种促进能量储存的合成代谢激素。它促进糖原和脂肪酸的合成，以及糖酵解和甘油三酯的储存，并抑制糖原分解、肝生酮和糖异生。胰岛素通过葡萄糖转运蛋白（GLUTs）增加葡萄糖跨细胞膜转运。已发现许多不同的 GLUTs，例如，在肌肉和脂肪组织中发现了 GLUT-4，在神经元中发现 GLUT-3。胰岛素水平随着血糖水平上升而升高，而当血糖水平恢复正常时则下降。即使在空腹

状态下，基础水平的胰岛素对于维持葡萄糖稳态也是必不可少的。

胰高血糖素是在胰腺的 α 细胞中产生的，是胰岛素的一种拮抗激素。它的生理功能与胰岛素相反，胰岛素本质上是合成代谢（构建分子），而胰高血糖素起到分解代谢（分解物质为细胞提供能量）的作用。葡萄糖和脂肪酸水平高会抑制胰高血糖素分泌，低血糖会刺激其分泌，这对于机体从低血糖中恢复非常重要。许多糖尿病患者出现胰高血糖素对低血糖反应的丧失（通过与破坏 β 细胞相同的炎症过程），这些患者手边常备可注射的胰高血糖素以防严重的低血糖症。胰腺生长抑素（另外也由下丘脑产生）抑制胰高血糖素和胰岛素的分泌。

胰岛淀粉素（人胰岛淀粉多肽，IAPP）通过减缓胃排空和促进饱腹感来调节血糖，从而防止餐后血糖水平升高。1 型糖尿病患者 IAPP 的分泌减少，用来替代 IAPP 的新药物在某些病例中显示出了应用前景，这些将在下文讨论。

糖尿病

糖尿病（DM）是一种葡萄糖代谢紊乱，其名称源自希腊语"糖尿病"（"siphon"）和"甜食"（"sweet"），最早见于公元前 1500 年埃及纸莎草书中的描述。古代文明指出，蚂蚁被糖尿病患者的高糖尿所吸引。早期的医生还对两种类型的糖尿病进行了区分：第一种发生在瘦的儿童和年轻人中，这些个体基本上"日渐消瘦"并在几年内死亡。这种类型的糖尿病是由于胰岛素缺乏引起的，被称为 1 型糖尿病。另一种更慢性的形式在年龄更大的超重人群（尽管与今天相比超重的人更少）中发现，是由于胰岛素作用受损（胰岛素抵抗）引起的，被称为 2 型糖尿病。

糖尿病是一种非常常见的疾病，影响近 5% 的美国人。在美国，2 型糖尿病更为常见，占糖尿病患者的 90%。随着肥胖和久坐的生活方式变得越来越普遍，2 型糖尿病的患病率增加了。青少年 2 型糖尿病的发病率以惊人的速度增长；1990 年，儿科糖尿病患者中 2 型糖尿病的比例仅为 3%，但到 2000 年代中期上升到 20%，预计会继续增长。

其余 10% 的糖尿病患者患有 1 型糖尿病。这种类型在北欧血统（例如瑞典和芬兰）中较为常见，而在非洲、亚洲和拉丁裔血统中则较不常见。两种类型的糖尿病都带来巨大的经济问题——治疗糖尿病及其并发症的预估花费占医疗保健费用的 1/7。

糖尿病分类

1 型糖尿病	终身需要胰岛素，没有胰岛素会发生酮症酸中毒和死亡。可能在各个年龄段都有发展，但在儿童、青少年和年轻人中更为普遍。主要由免疫介导
2 型糖尿病	胰岛素抵抗的最终结果，导致胰岛素效用降低。胰岛素缺乏症可能会在疾病的后期发生。患者经常（但并非总是）超重，并可能需要胰岛素来控制（尽管他们是抗酮症性糖尿病）
妊娠糖尿病	在孕期被诊断出的特殊类型，由人绒毛膜生长激素（胎盘激素）的抗胰岛素特性引起。必须与糖尿病合并妊娠区分开来。真正的妊娠糖尿病通常会在分娩后减轻
其他	由其他情况（例如囊性纤维化、慢性胰腺炎、胰腺切除术，血色素沉着病、库欣综合征）或药物（例如抗逆转录病毒药物、糖皮质激素）引起的糖尿病

糖尿病患者不能有效地利用血液中的葡萄糖从而导致高血糖症。大量的葡萄糖和水一起从肾滤过，导致尿液过多（多尿）的典型症状。由于身体流失过多的水分，产生经常口渴（多饮）现象。最后，由于身体不能适当地使用血液中的葡萄糖，身体认为自己处于饥饿状态而饮食过量（多食）。机体还分解脂肪和蛋白质，以弥补能量利用率的下降。本质上，尽管有太多的能量，身体却处于饥饿状态。这三个症状被称为糖尿病的"典型症状"或"三多"。并非所有的糖尿病患者都有症状，许多 2 型糖尿病患者在通过常规筛查测试确诊糖尿病之前多年都没有症状。

诊断糖尿病的 4 种诊断方法（任何类型）：①两次空腹血糖水平≥126 mg/dl（7.0 mmol/L）；②口服 75 g 葡萄糖 2 小时后血清葡萄糖水平≥200 mg/dl（11.1 mmol/L）；③糖尿病的典型症状以及血清葡萄糖≥200 mg/dl；④糖化血红蛋白 A_{1c}（HbA_{1c}）水平≥6.5 mg/dl。

考虑到给被诊断为糖尿病的患者巨大的心理的和潜在的经济成本，当糖尿病的诊断明显时，对于除③以外的几项标准应重复测试，进行确证检查。

糖耐量减低是一个术语，用于描述那些血糖水平不完全正常但未达到以上诊断标准的人。他们处于健康人和糖尿患者之间的"灰色地带"，曾经被称为"边缘型糖尿病患者"，如今称作"糖尿病前期"更为合适。对于许多患者来说，这样的术语

（错误地）暗示该状况既不重要也不严重，但是这种情况下患者必须进行健康监测。空腹血糖受损是一个类似的术语，适用于血糖值在 100～126 mg/dl（5.5～7.0 mmol/L）的人。

1 型糖尿病

这种类型也被称为胰岛素依赖型糖尿病（IDDM），由胰岛素的近乎完全缺乏引起（虽然某些 2 型患者也需要胰岛素来控制血糖，但通常不会死于胰岛素缺失引起的急性并发症，因此恰当的定义应该是"胰岛素需求型"）。1 型糖尿病曾被称为"青少年糖尿病"，但这种陈旧的术语并不准确，因为尽管它在儿童和年轻人中更为常见，但可能会在中老年才发病（甚至在六七十岁的年纪）。并且正如我们后文将讨论的，2 型糖尿病也可能发生在年轻人中（由于更多的儿童和年轻人超重或肥胖，发病年龄逐渐年轻化）。

1 型糖尿病是一种典型的自身免疫病，胰岛细胞被抗胰岛细胞抗体（ILA）破坏，同时存在针对谷氨酸脱羧酶（GAD）和其他胰岛细胞靶标的抗体。胰岛素缺乏引起高血糖和酮症酸中毒，如果不及时治疗会导致死亡。

典型的 1 型糖尿病患者出现为期几周的体重减轻、多尿、多饮和多食。如果缺少医疗干预会引起酮症酸中毒，甚至导致死亡。事实上在发现胰岛素之前（20 世纪 20 年代初期）患糖尿病意味着宣判死刑，只能短暂延长寿命。发现并立即开始胰岛素治疗是必要的。如上所述，尽管 2 型糖尿病中老年人更常见，1 型糖尿病也可以发生在这个年龄段。发生在成年人中的 1 型变体称为成年人晚发自身免疫性糖尿病（LADA），通常是对口服药物反应不佳并需要胰岛素治疗的瘦型成人。但重要的一点

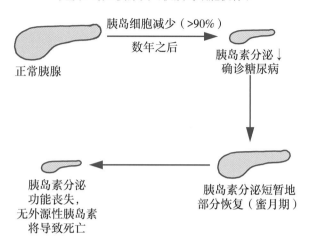

发病机制：胰腺损伤
免疫：最主要原因（抗胰岛细胞抗体）

正常胰腺 → 胰岛细胞减少（>90%）数年之后 → 胰岛素分泌↓确诊糖尿病 → 胰岛素分泌短暂地部分恢复（蜜月期）→ 胰岛素分泌功能丧失，无外源性胰岛素将导致死亡

1 型糖尿病（胰岛素依赖型）

是，任何年龄的患者都可能发生 1 型糖尿病。

大多数新的 1 型糖尿病患者在获得初步诊断后体内仍存在一定量的胰岛素，并且通常会出现无症状和血糖水平近乎正常的短暂缓解状态。这种"蜜月期"是短暂的（通常几个月，也可能更长），之后必须依赖外源性胰岛素维持生命。

如同所有自身免疫病，1 型糖尿病既需要遗传倾向又需要环境因素触发。具有某些遗传（人类白细胞抗原或 HLA）因素的人易患 1 型糖尿病，这种疾病在北欧血统最常见。但仅此还不够——还必须存在（尚未确定的）环境损害。例如，若同卵双胞胎其中一个患上 1 型糖尿病，另一个患上此病的机会仅为 50%。如果双胞胎中的第二个患此病，发病时间可能比第一个晚得多。这与 2 型糖尿病形成鲜明对比，超过 98% 的另一个同卵双胞胎会同

糖尿病的诊断标准（妊娠糖尿病除外）

测量方法	健康人	糖尿病前期（糖耐量减低）	糖尿病	备注
空腹血糖	<100 mg/dl（5.5 mmol/L）	100~125 mg/dl（5.5~6.9 mmol/l）	≥126 mg/dl（7.0 mmol/l）	需要重复确认
口服葡萄糖耐量试验（OGTT）（75 g）2 h 血糖值	<140 mg/dl（7.7 mmol/L）	140~199 mg/dl（7.7~10.9 mmol/L）	≥200 mg/dl（11.0 mmol/L）	中间（30 min 和 1 h）的血糖值可用于筛选糖尿病前期患者（糖耐量减低），需要重复确认
随机血糖测量	不适用	不适用	≥200 mg/dl（11.0 mmol/L）	必须伴有经典症状（多尿、多饮）
糖化血红蛋白 A_{1c}	<5.7%	5.7%~6.4%	≥6.5%	需要重复确认，必须符合实验室标准

时患上 2 型糖尿病。

1 型糖尿病的自身免疫形式是 1 型最常见的形式，有时也称为 1A 型糖尿病。1B 型糖尿病患者具有相似的临床表现，但似乎缺乏 1A 型糖尿病中存在的自身抗体。大多数非自身免疫性 1 型糖尿病患者具有非裔美国人或亚洲人的种族背景，在这些族裔中 2 型糖尿病更为常见。

接受了胰腺切除术（例如恶性肿瘤）或 β 细胞被破坏（囊性纤维化、慢性胰腺炎等）的患者也终身需要胰岛素。这将在"继发性糖尿病"中进一步讨论。

2 型糖尿病

这是糖尿病的最常见种类（美国 90% 的糖尿病患者），常被称为非胰岛素依赖型糖尿病（NIDDM）或成年型糖尿病。后一种术语可能会产生误导，不建议使用，因为 2 型也可能发生在儿童、青少年或年轻人中。随着年轻人的久坐时间延长和超重增多，年轻人中 2 型糖尿病的发病率正在增加（儿科患者 20% 的糖尿病是 2 型）。年轻人中存在一种特殊罕见的 2 型糖尿病人群，称为青年发病的成年型糖尿病（MODY）。它与典型的 2 型糖尿病的区别在于，MODY 通常以常染色体显性遗传，并且典型的患者都有几位患有抗酮症性糖尿病的直系亲属，这些亲戚在年轻时就已患糖尿病。MODY 可能出现在婴儿期、儿童期或青春期。糖尿病的 MODY 形式归因于几种不同的特定遗传突变（葡萄糖激酶，肝细胞核因子 1α 等）。但是，单基因型糖尿病（例如 MODY）可能比以前认为的更常见（约占糖尿病患者的 2%）。但是，由于基因检测价格昂贵（每个基因超过 1 000 美元），接受基因检测的患者只有在彻底调查家族史之后才应检测来确定是否为 MODY 表型。请记住，获取完整病史不需要额外费用！

与 1 型糖尿病的胰岛素缺乏状态不同，2 型糖尿病是胰岛素受体敏感性缺失。最初，胰岛素分泌正常；实际上，在疾病早期胰岛素水平经常升高，从而导致高胰岛素血症。这就好比一辆拥有八缸发动机的大型汽车，其中有 6 个火花塞不见了。发动机工作非常努力，会燃烧大量汽油，但由于效率低下不能很快推动汽车行驶。这与 1 型糖尿病相反，后者就像没有汽油的汽车。最终结果相似（汽车无法正常运行），但二者的病理生理学机制却大不相同。许多 2 型糖尿病患者在诊断时无症状，通过常规筛查确诊。

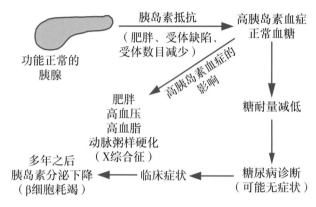

2 型糖尿病（非胰岛素依赖型）

许多（但不是所有）患者超重是胰岛素抵抗的原因。传统上较瘦的人群（例如，亚洲人）如果移居美国并进食典型的高热量西方饮食，更有可能患上这种疾病。但是，约 15% 的患者体重正常。因此，2 型糖尿病是一种异质性很高的疾病，患者的体形和身材各异（1 型患者也可能肥胖，尽管肥胖不会引起疾病，但会影响治疗效果）。

自然选择的进化理论假设有害基因会从种群中移除，因为这些人很快死亡不太可能繁殖。如果这是真的，那么为什么 2 型糖尿病如此普遍？为什么这种不良疾病的遗传基因会幸存下来？我们推测，在某些情况下 2 型糖尿病实际上可能是有利的。怎么会这样？在我们人类文明的大部分时间里，普通人的食物并不充足——生活艰苦，身体疲惫。只有非常富有的人才有多余的食物，也不需要体力劳动。我们知道许多 2 型糖尿病患者肥胖，并且在摄入很少食物的情况下容易发胖。因此，这些人可能在食物稀缺且体力劳动多的社会中具有进化优势。

然而当今大多数发达国家的饮食都很充裕，这对 2 型糖尿病有不利的趋势（遗传学还没有来得及证实）。体育锻炼也已比我们人类的早期文明时代以前减少很多，从而导致肥胖。

许多 2 型糖尿病患者对于为何他们的空腹血糖通常在早晨很高感到困惑。毕竟整夜没吃东西，早晨的葡萄糖怎么会高呢？机制是 2 型糖尿病的主要紊乱——肝糖异生增加。夜间生长激素分泌增多（黎明现象）也加重了胰岛素抵抗并导致空腹高血糖。这也是为什么许多 2 型患者晚上注射胰岛素效果好。

第一，2 型糖尿病似乎有遗传的趋势，但不像

1型糖尿病那样局限于染色体的特定区域。第二，环境触发因素不是必要的（因为它不是自身免疫病）。然而2型糖尿病与1型糖尿病不同，个人可以控制自己的命运，后者的预防性措施结果令人失望。生命早期保持正常体重可降低患糖尿病的风险。2型糖尿病的遗传外显率很高。假设同卵双胞胎两个人的体型和健康状况相似，如果其中一个患有 NIDDM，另一个患病的概率接近 100%。相比之下，双胞胎中另一个也患 IDDM 可能性仅为 50% 左右，这意味着其他（截至目前已确定）非遗传因素是诱发该疾病所必需的。

2型患者可能会表现出一种独特的现象，称为葡萄糖毒性。此时高葡萄糖水平可能会抑制 β 细胞生成胰岛素，从而形成高血糖的"恶性循环"。葡萄糖水平恢复正常后 β 细胞功能和胰岛素分泌改善。这种现象必须与1型糖尿病的"蜜月期"（发病后胰岛素分泌恢复的临时间隔）区分开来。

高胰岛素血症和代谢综合征

我们的"低效率引擎"中的高胰岛素水平似乎不仅会导致高血糖症。高胰岛素血症会导致代谢问题的"恶性循环"，包括动脉粥样硬化、糖尿病、高血压和高脂血症（主要是高甘油三酯血症）。

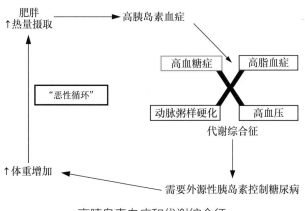

高胰岛素血症：恶性循环

高胰岛素血症和代谢综合征

这些问题可能不会同时出现（例如，患者可能在糖尿病之前数年就患有高血压和高甘油三酯血症）。针对2型糖尿病的新疗法旨在纠正胰岛素抵抗带来的潜在问题。2型患者常常无症状，因此在确诊前可能已经遭受许多糖尿病的代谢并发症（1型糖尿病患者疾病发作的"时钟"通常更容易确定，因为发作更为突然）。

肥胖

虽然肥胖不是特定的内分泌疾病（内分泌疾病引起肥胖的不多），鉴于肥胖在代谢综合征和糖尿病中的重要性，因此进行简要讨论。

肥胖在美国和许多其他国家都是健康问题。它是一种慢性、可预防和可治疗的疾病。许多研究表明，体内脂肪的增加会升高疾病并发症和死亡的风险。随着我们久坐不动，许多人由于缺乏运动和摄入大量加工食品而"付出了代价"。

肥胖是许多疾病的主要危险因素，例如冠状动脉疾病、2型糖尿病、高血压、卒中、高脂血症、静脉功能不全、骨关节炎、脂肪性肝炎、胆石症和阻塞性睡眠呼吸暂停等。不幸的是，没有肥胖的"魔法豆"；如果有的话，肥胖的人将不存在。

肥胖定义

分类	身体质量指数（BMI）：质量（kg）/ 身高^2（m^2）
超重	25.0~29.9 kg/m^2
肥胖	≥30.0 kg/m^2
Ⅰ 级肥胖	30.0~34.9 kg/m^2
Ⅱ 级肥胖	35.0~39.9 kg/m^2
Ⅲ 级肥胖	≥40 kg/m^2

像大多数2型糖尿病一样，肥胖的遗传学也是异质的。目前尚无可用于治疗大多数个体患者的特异性标志物或基因疗法。确实存在与肥胖相关的特定遗传综合征（例如 Prader-Willi 综合征）。

饮食控制和运动是所有肥胖患者的主要治疗手段。请记住，1 lb（0.45 kg）脂肪包含约 3 500 kcal 的热量［1 个饮食或营养"热量"（如在食品包装上所见）=1 kcal］；1 kcal 是将 1 kg 水的温度提高 1 摄氏度所需的能量。因此，摄入能量仅减少 500 kcal/d 就将减重 1 lb/w。这可以通过每天少吃 500 kcal 热量或每天多消耗 500 kcal 热量，或两者结合来实现。除了减少热量之外别无其他减肥方法（除外抽脂术等明显的疗法可以物理去除脂肪组织）。

虽然 1 lb/w 听起来可能不算多，但可以轻松完成并且长期维持，这与许多不可持续甚至有害健康的"快速减肥"食谱不同。

药物可用于治疗肥胖，但常常不尽如人意。这些措施包括短期使用食欲抑制剂如芬特明（已经安全使用了 50 多年）。胰腺脂肪酶抑制剂奥利司他（美国 FDA 批准的唯一用于长期治疗肥胖的药物）可能会通过抑制肠道吸收脂肪而达到适度的体重减轻效果。有几种非处方减肥药可供选择，但实际上可能有危险性。

氯卡色林（Lorcaserin）是一种新的含血清素和厌食特性的药物，被批准用于治疗 BMI≥30 的成年人或 BMI≥27 且至少具有一种与体重相关的疾病（例如高血压、2 型糖尿病或高脂血症）。但是它具有头痛和鼻窦炎的常见副作用，因此并不适合长期治疗使用。

作为最后的手段，减肥手术是病态肥胖者的一种选择。不过在考虑手术之前应满足一些标准：

• 体重指数（BMI）为 40 kg/m² 或更高
• BMI 在 35～40 kg/m²，但存在与体重相关的严重疾病（例如 2 型糖尿病、高血压、严重阻塞性睡眠呼吸暂停）。

由医生、营养师、心理学家和减肥外科医师组成的团队将评估胃旁路手术或其他减肥手术是否是患者的正确选择；手术不是一件容易的事，费用之外的所有因素都要慎重考虑。这项评估将有助于确定患者手术的医疗益处是否超过潜在的严重风险，因为这是一项重大的外科手术，可能会出现并发症。手术类型包括：

单独限制胃部：最常见的方法是通过使用可充气装置进行胃捆扎，其内径可通过注入或抽出水来调节。胃吻合术与垂直带状胃成形术一样，实际上已被放弃并由胃部捆扎取代，较新的胃袖带手术正在更多被采用。

胃限制和肠道吸收不良：Roux-en-Y 胃旁路术结合了胃限制和胃小肠远端的胃流出改道。这种肠旁路大大降低了肠道的吸收能力。

伴或不伴十二指肠开关的胆胰分流术：此过程会改变肠道流量，绕过肠道的大部分吸收节段，从而导致慢性吸收不良，造成预期的体重减轻。目前，医学界尚未证实该手术可以被例行采用。

进行减肥手术的患者需要临床医生进行终生随访，以检查潜在的手术并发症并监测长期的减肥效果。选择减肥手术的患者有许多注意事项：

首先，减肥手术的急性（外科）并发症，包括渗漏，在某些情况下会导致较高的并发症发生率，甚至死亡。一些（腹腔镜捆扎手术）是相对无创的，但其他分流手术是大手术。

其次，几种营养素的吸收不良可能是一个重大而多变的挑战。从内分泌角度来看，营养缺乏可能导致继发性甲状旁腺功能亢进症和骨密度下降，由于钙吸收不良、其他维生素和微量元素缺乏、女性性腺轴和多囊卵巢综合征（PCOS）改善。所有这些问题都需要患者的持续参与。应当对医学营养疗法进行修改，以解决这些术后需求。

最后，该手术的有效性会随着时间的流逝而减弱，减肥和维持体重可能需要增加生活方式干预或药物干预措施。

继发性糖尿病

继发性糖尿病是由其他疾病引起的糖尿病。常见的继发形式是由胰腺炎的反复发作（胰腺炎症）引起的，这导致 β 细胞量减少。那些接受了胰腺切除术的人显然会出现胰岛素缺乏症和胰岛素依赖型糖尿病。浸润性疾病可能会导致胰腺破坏和糖尿病。最常见的原因是血色素沉着病，导致内脏器官中铁过多积聚和胰腺破坏。由于铁蓄积导致皮肤变黑，这也被称为"青铜色糖尿病"。诸如大剂量皮质类固醇（如泼尼松）之类的药物通常会引起高血糖症和糖尿病。当停用类固醇后病情可逆。

继发性糖尿病被分类为 1 型或 2 型取决于病情的严重程度和 β 细胞量损失的程度。一旦胰岛细胞破坏超过 90%，患者需要维持注射胰岛素。

妊娠糖尿病和糖尿病合并妊娠

妊娠糖尿病（GDM）是糖尿病的另一个子集。根据定义，它在孕期发病（与孕前已发病的 1 型或 2 型糖尿病完全不同）。该术语通常是指开始于孕中期的可逆性葡萄糖不耐受状态。随着胎儿胎盘的增大，人胎盘生长激素和绒毛膜生长激素（人胎盘催乳素）等物质大量分泌，增加了胰岛素抵抗。易感个体容易患妊娠糖尿病，危险因素包括肥胖、2 型糖尿病家族史和高龄产妇。

所有孕妇（孕前已诊断患有糖尿病的孕妇除外）都应在孕 24～26 周时进行 GDM 筛查。孕妇口服葡萄糖（50 克）并在 1 h 后测量血清葡萄糖。如果筛查结果为阳性，则进行葡萄糖耐量试验（口服葡萄糖 75 g 或 100 g，3 h 后检测）。"单纯"妊娠糖尿病通常会在生产后立即好转；女性分娩后 6 周应重新检查以确保好转。然而妊娠糖尿病患者在以后的生活中有较大可能（约占 50%）发展为 2 型糖尿病。

孕期良好地控制糖尿病很重要，无论是妊娠糖尿病还是糖尿病合并妊娠。如果孕早期（前 3 个月）控制不佳，先前已患有糖尿病的母亲的胎儿可能会出现器官发育畸形，例如神经管和心脏畸形。在患有妊娠糖尿病的患者中不会出现这个问题，因为在葡萄糖不耐受出现时（孕中期）胎儿器官已成形。以上两种患有糖尿病的母亲的胎儿都可能发展为巨大儿。越大不一定越好，在这种情况下尤其如此；由于新生儿的体型较大可能会导致分娩问题。

强烈建议患有糖尿病的患者在考虑怀孕之前要良好地控制病情。未达到最佳控制的患者需要采取适当的避孕措施，这一点怎么强调都不为过。当病情良好控制后，则糖尿病孕妇的成功率与正常人群相近。

许多妊娠糖尿病患者可以仅通过饮食治疗控制。适度的饮食限制不足以对成长中的胎儿造成伤害。对于无法通过饮食控制的妊娠糖尿病患者和先前患有糖尿病的患者，胰岛素是必需的。一些从业人员已在 2 型糖尿病孕妇中使用口服药物和其他非胰岛素疗法（例如二甲双胍），但这个用途尚未获得 FDA 批准。

糖尿病监测

现在糖尿病管理比以往任何时候都更加先进。护理方面的大部分改进归功于小型便携式血糖仪的发明。这些是小型的电池供电设备，可让用户检测自己的血糖。检测通过将一小滴毛细血管血（从刺破指尖）加到一次性试纸上，然后将其插入血糖仪中来完成。这为用户提供了一种监测血糖数值并根据需要调整治疗的方式。有些血糖仪包含一个计算机芯片，该芯片允许将读数下载到计算机中进行详细分析。而且，一些第三方付款者（例如，Medicare 美国国家老年人保险）要求患者提交血糖记录日志（因为他们要为试纸付款），计算机生成的记录和互联网促进了这一过程。

过去，糖尿病患者监测尿糖。最初的尿液测试程序复杂，需要将沸腾的尿液与硫酸铜溶液混合，如果尿中存在葡萄糖则溶液从蓝色变为橙色。后来，尿液试纸出现。由于尿糖的阈值因人而异，因此现在不建议进行尿糖检测。

治疗目标取决于个人。将所有患者血糖始终保持在正常范围内是理想的，但这对大多数人来说都不现实。原因之一是许多糖尿病治疗方法（例如胰岛素）都会引起低血糖症。控制越严格，就越可能发生低血糖症。例如，一个年轻健康的成年人可能很好地耐受低血糖症，而一个年龄较大的人则可能跌倒并摔断腿或发生机动车交通事故。即使在儿童患者中，这也是有害的。糖尿病儿童血糖过低与智商降低有关。

一个好的经验法则是，最好的血糖控制程度应该达到不出现不可接受的低血糖。有些糖尿病患者认为他们自己需要良好地控制血糖。遗憾的是，另一部分患者可能并不十分在意控制自己的血糖，仅仅希望不在医院就诊。与血糖控制得好的患者相比，控制不好的患者更容易发生并发症。

向患者描述糖尿病病情控制的一种简单方式是类比前往家电商店购买洗衣机和烘干机。您可以购买便宜的款式，该款式可能会在几年内正常工作，但随后会坏。或者，您可以购买能坚持 10 年的中等价格款式。顶级型号是最昂贵的型号，但可以持续使用一生而不会发生故障。糖尿病控制与之相同。其中也有一些故障归结为运气不佳。便宜的洗衣机可能能持续使用 25 年，但也可能不会。按照同样的思路，有一些糖尿病控制不佳的长期患者，并发症相对较少或根本没有。

但是总体而言，较好的预后显然更多见于血糖控制良好的人。最后，最好建议患者在没有过度低血糖的情况下可以合理预期达到的最佳控制程度。但是请记住，并非每个人都会选择"高价"模式，而有些人会满足于不用去医院的程度。有些人可能从事禁止频繁发生低血糖症的职业（例如卡车司机、重型设备操作员）。然而从长远来看，强化治疗的成本有助于防止更加昂贵的并发症及其治疗（血液透析、足部手术、卒中和截肢后的康复、住院和眼科光凝手术等）。

如前所述，家庭血糖读数是糖尿病患者的基本数据。另外，一个人每天只能检查这么多次。在没有检查的时间里血糖可能会高或低。因此，使用辅助、备份检测与血糖检测相结合是很有用的。幸运的是，存在这样的检测，称为糖化血红蛋白（HbA$_{1c}$）。该指标测量葡萄糖附着的血红蛋白（血

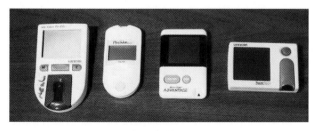
家用血糖仪

液中运载氧气的蛋白质）的量，并报告占总血红蛋白的百分比。它是糖尿病长期控制的指标，可准确反映最近 6 周的血糖值，它现在也被当作糖尿病的诊断标准之一，≥6.5% 可诊断为糖尿病。

如果患者的 HbA_{1c} 水平与血糖平均值呈现相关性，是个好消息。如果 HbA_{1c} 远高于血糖值水平，则患者可能在未检测的时间段出现了高血糖症。如果它远低于血糖仪的读数，则患者可能出现了频繁的低血糖症，或者血糖仪失灵，或者常常可能是患者谎报血糖。罕见情况下，患者可能有异常血红蛋白分子，无法准确检测糖化血红蛋白水平（例如，镰状细胞贫血、地中海贫血）。缺铁性贫血是一种相对常见的引起糖化血红蛋白水平错误性升高的疾病，确切的机制未知。

我们怎么知道良好的血糖控制很重要？多年来，我们曾经难以确定。在 1993 年研究人员完成了一项名为"糖尿病控制与并发症试验"（DCCT）的研究。（循证医学部分中简要讨论了该试验）这项试验花费了许多年的时间研究了 1 500 例 1 型糖尿病患者。患者被随机分配接受标准疗法〔每天一次或两次注射——中档模型（使用我们的设备类似物）〕或强化疗法（每天多次注射或胰岛素输液泵——豪华模型）。结果表明，接受强化治疗的患者许多并发症的概率较低。英国前瞻性糖尿病研究（UKPDS）第一个证明在 2 型糖尿病患者中也有类似发现。最近的研究，如控制糖尿病心血管疾病行动（ACCORD）试验表明，强化血糖控制和血脂异常强化联合治疗降低了 2 型糖尿病患者糖尿病视网膜病变的进展速度。

然而并不能总是建议过分"严格"控制血糖。ACCORD 试验解决了强化控制是否使 2 型糖尿病患者受益的问题。强化控制的糖化血红蛋白 A_{1c} 目标是<6%，研究表明，在这个水平上强化控制实际上增加了总死亡率（由于低血糖），因此它似乎并不是对所有患者都谨慎的做法。研究表明，住院患者对糖尿病的积极控制最初目标是 110 mg/dl（6.05 mmol/L）或更低。这些研究揭示了与 ACCORD 相似的发现（这种血糖控制水平可能会导致不良结果）。目前，推荐住院糖尿病控制目标为 140～180 mg/dl（7.7～9.9 mmol/L）（AACE-ADA 共识声明），对于某些患者容许血糖在 110～140 mg/dl（6.05～7.7 mmol/L）。

过度积极地控制糖尿病也可能对某些人群造成不良后果。一些研究表明，接受强化治疗的儿童的智商下降，智商下降的原因推测可能是由于频繁的低血糖状态。

糖尿病并发症

在有效的糖尿病治疗方法诞生前，大多数患者在出现并发症之前就已经死亡（其中大多数是未知原因，因为患者寿命大大缩短）。即使在 1921 年发现胰岛素后，又过去很多年才发现常见的并发症。最初对糖尿病的有效治疗的热情很高，但后来因认识到此类并发症发生在控制不佳的患者身上而热情有所减少。由于无法进行血糖监测，因此在胰岛素治疗的早期阶段这些疾病的发生率要高得多。

糖尿病患者比那些没有糖尿病的人更容易出现某些特定疾病。这些可分为两大类：微血管（小血管）和大血管疾病。微血管疾病包括糖尿病视网膜病（眼病）、肾病和神经病。大血管疾病包括冠状动脉疾病（心绞痛和心肌梗死）、脑血管疾病（卒中）和周围血管疾病。

什么原因导致糖尿病并发症？尽管极高的葡萄糖水平在严重的情况下可能会导致酮症酸中毒甚至死亡，但葡萄糖本身似乎并不是造成慢性并发症的原因。糖尿病并发症的发病机制仍知之甚少。有证据表明，许多糖尿病并发症可能是由晚期糖基化终末产物（AGEs）引起的。长期高血糖导致许多蛋白质糖基化。这些产物本身可能导致蛋白质损伤、功能障碍，也可能引起有害物质产生，例如肿瘤坏死因子和白介素。

糖尿病性神经病

神经病是糖尿病的常见并发症，发病率较高。它分为周围神经（躯体）神经病和自主（中枢神经系统）神经病。最常见的神经病形式是导致远端麻木（"长袜"分布）的远端感觉神经病。这种类型的神经病变也会出现疼痛，并可能对治疗产生抵抗。一种不太常见的神经病形式是近端运动和感觉神经病（肌萎缩）。自主神经的一种常见形式是无症状低血糖，即患者没有意识到血糖低。这可能会产生毁灭性的后果，因为患者可能会癫痫发作导致交通事故，甚至在未来得及干预的情况下死亡。有时，自主神经病会阻止患者的心率因运动而增加（固定心率）。糖尿病性胃轻瘫是另一种导致胃排空延迟的糖尿病性自主神经病。由于胃内容物不容易排空，因此可能会出现恶心、呕吐和早饱（在吃完整顿饭之前就感觉饱了）。由于食物被不规律地吸收，常常导致糖尿病控制不佳。可用的药物

（促动力药）如甲氧氯普胺和红霉素可以帮助解决这个问题，但药物治疗的结果通常并不令人满意。胃"起搏器"（类似于心脏起搏器）向胃提供电刺激（替代丢失的神经信号）的程序，已在一些患者中显示出了疗效。

糖尿病神经病的最佳治疗方法是改善血糖。三环抗抑郁药（例如阿米替林）和抗痉挛药（例如加巴喷丁和卡马西平）可能是有用的。应避免使用麻醉性镇痛药，因为它们对这种类型的疼痛不是很有效，并且可能会上瘾。

糖尿病足

患有糖尿病、神经病和周围血管疾病的患者更容易出现足部疾病。很小的磨损或贯通伤口虽然仅对正常人造成困扰，但对患有这些并发症的糖尿病患者而言却是毁灭性的。例如，感染的足部溃疡可导致住院数周以进行抗生素治疗甚至截肢。

在检查过程中，医疗人员应当对患者的脚保持关注。通常会发现患者以前没意识到的问题，例如老茧或小溃疡。以便在问题变得严重之前采取适当的措施（例如使用抗生素、转诊给足科医生或足矫正师）。

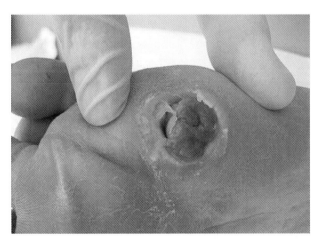

糖尿病足溃疡（彩图见书后）

糖尿病性视网膜病变

糖尿病最令人担忧的并发症是失明。每年有数百万人由于这种疾病而失明。通过最佳控制，视网膜病变的发生率会降低，并且可以获得有效的治疗。

视网膜病有两种基本类型：非增生型和增生型。多年糖尿病后的许多患者出现非增生型或"背景性"视网膜病变。它不会导致视力下降，如果不继续进展，在周边视野中不明显。如果发生黄斑水肿（在中央凹区肿胀），可能会使中央视野（中央凹）出问题。

增殖性视网膜病更为凶险。这会导致新血管形成（新血管生长）以及可能玻璃体积血（流血入眼）和视网膜脱离。这可能导致视力丧失和失明。幸运的是，有时可以通过激光光凝术（消灭周围视野中的新血管）来防止这种情况。这不会影响中央视野。反复进行激光治疗可能会略微降低周边视觉和夜视能力。眼内滴注新型抗血管内皮生长因子（抗VEGF）（例如贝伐珠单抗）在缓解进行性视网膜病变方面已带来希望。

所有糖尿病患者必须定期去看有资质的验光师或眼科医生（至少每年进行一次散瞳检查），以发现新问题，因为他们通常在疾病发生（如视网膜出血、视网膜脱离和视力丧失）时才出现在患者身边。

糖尿病肾病

糖尿病性肾病是另一种小血管或微血管疾病，类似于视网膜病。多年的糖尿病患者可能开始遭受早期肾损害。第一阶段表现为过度滤过（通过肾的滤过增加）。通过 24 小时尿液采集肌酐并测量肌酐清除率，可对肾小球滤过率（GFR）行粗略估计。正常值为 70 ~ 120 ml/min。第一阶段肾病患者的肌酐清除率可能为 180 ml/min。患者的最初反应可能是："太棒了！我的肾功能是正常的150%！还有肾功能可以剩下！"但是，这一点都不妙。实际上，它可能是日益恶化的肾疾病的危险前兆。同时肾也可能泄漏少量蛋白质或微量白蛋白。幸运的是，此时肾病通过某些措施可能是可逆的。某些类型的控制血压的药物，血管紧张素转换酶抑制剂（ACEI）和血管紧张素受体阻断药（ARBs）可以在此阶段帮助逆转肾病，即使血压正常。随着肾病的进展，微量白蛋白尿（少量蛋白质，<500 mg/d）持续存在。在下一阶段，蛋白质持续超过 500 mg/d（明显的蛋白尿），GFR 下降，意味着肾功能下降，并发生高血压。在这个阶段，肾损害显然是不可逆的，所有患者将逐渐进展为完全肾衰竭。即使在后期，良好的血压和血糖控制以及限制饮食中蛋白质也可以减慢完全衰竭的进程。

患有终末期肾病的患者会出现完全的肾衰竭，如果不进行治疗将会死亡。可行的治疗方法包括肾替代疗法（透析）或肾移植。每年花费数十亿美元用于糖尿病患者的透析治疗，这使其成为最昂贵的糖尿病并发症。一种透析类型称为血液透析，患者

通过手臂上的动静脉瘘管连接透析机，每周进行
3 次，每次数小时。另一种类型称为持续不卧床腹
膜透析（CAPD）。这是通过使用腹部的腹膜作为
过滤器来实现的。将导管永久放置在腹部，并将大
量腹膜透析液注入该空间。这个过程比血液透析要
慢得多，因为它是通过被动扩散起作用的。大的腹
膜透析袋也非常笨重，但是这种方法具有可在家中
进行透析的优点。一些患者更喜欢这种方法而不是
血液透析。CAPD 的一个问题是透析液袋中含有大
量的葡萄糖，这可能会干扰糖尿病的控制。有时将
胰岛素放入 CAPD 袋中有助于控制血糖。但是，
将针头插入 CAPD 袋（无菌溶液）会增加感染的
可能性。

接受透析的糖尿病患者的预期寿命极差，开始
治疗后的平均生存期不到 2 年。透析中患有糖尿病
的患者有时候还患有严重的血管疾病，因此预期寿
命令人沮丧。良好地控制血糖和高血压可能有助于
延长生存期。

肾移植是身体状况较好的患者的首选。身体状
况较差的患者包括患有严重心血管疾病且病态肥胖
的人（可能无法承受手术）。最好的移植是用来自
亲属供体（例如同胞）的肾。身体健康的活体捐献
者可以安全地捐献一个肾，因为剩余的肾足以保证
机体功能。遗体（来自已故捐赠者的）移植通常不
如亲属移植成功率高。接受移植的患者在余生中都
需要大量服用抗排斥药。那些成功移植的人不再需
要透析。但不幸的是，对器官的需求远远超过了目
前的供应。

糖尿病酮症酸中毒

糖尿病酮症酸中毒（DKA）可能会在长时间
不使用胰岛素的 1 型患者中发生。在正常人中，基
础胰岛素水平可实现葡萄糖平衡的稳态。由于缺乏
胰岛素，人体认为自身处于饥饿状态，因为葡萄
糖无法进入细胞（事实上血液中葡萄糖的浓度很
高）。结果人体开始分解脂肪和蛋白质产生诸如酮
类的废物，以努力从这些来源获取能量。这组成了
一个恶性循环——人体血液中有大量葡萄糖，但无
法使用。

这些替代能源的分解产物（例如酮类）最终导
致酮症酸中毒。中链酮具有水果味，这些患者的呼
吸经常闻到水果味。血液中很高的葡萄糖浓度起到
渗透性利尿剂的作用，通过尿液身体流失大量水
分。因此这些患者除了酸中毒外还伴有严重脱水。
如果不及时治疗会死亡，这就是患者在 1921 年发

现胰岛素之前死亡的主要原因，他们的寿命不足以
发展到我们今天熟知的常见并发症。

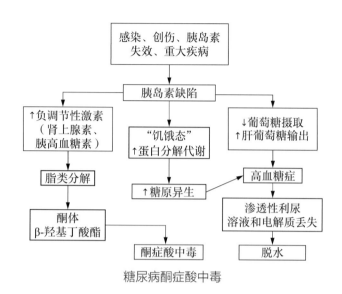

糖尿病酮症酸中毒

酮症酸中毒的最常见原因之一是感染（如肺
炎、尿路感染）。另一个常见的原因是在生病期间
忽视注射胰岛素。患者有时会认为如果生病不进
食，应该省略胰岛素。事实远非如此。即使不进食
的人也需要一些胰岛素来维持正常的身体功能。相
反，患病的人应遵循生病期间例行的规定；如果疾
病严重，则应每隔几个小时注射规定的胰岛素和补
充可溶性胰岛素。

用补液和胰岛素治疗 DKA。为了恢复丢失的
液体（用 0.9% 的生理盐水）需要大量地补充液体
（例如 5 ~ 10 L）。心脏功能不佳的老年患者需要进
行特殊监测，以防止充血性心力衰竭和肺水肿。

糖尿病酮症酸中毒最常见的是静脉注射胰岛
素，并持续至酸中毒消失。由于皮下注射胰岛素的
半衰期短（不到 10 分钟），因此必须在停用静脉
注射胰岛素前至少 1 个小时开始皮下注射胰岛素。

高渗性非酮症综合征（HNKS）

高渗性非酮症综合征（HNKS）是糖尿病患者
急性代谢失代偿的另一种综合征。像患有糖尿病酮
症酸中毒的患者一样，这些患者有严重的高血糖症
（通常>1 000 mg/dl）和脱水。与 DKA 不同的是，
不存在酮症酸中毒。HNKS 通常是老年患者糖尿病
的表现形式，并且通常与并发疾病（例如感染、心
肌梗死、卒中）有关。

高渗性非酮症综合征与糖尿病酮症酸中毒不
同，前者的患者具有足够的胰岛素来防止脂解和代
谢性酸中毒。但是，相对胰岛素不足导致高血糖和

蛋白质 / 碳水化合物分解代谢，导致渗透性利尿以及体液和电解质丢失。

HNKS 的治疗包括补充液体和电解质。大多数患者也需要静脉注射胰岛素。急性代谢失调以及诸如感染之类的潜在疾病解决后，开始皮下注射胰岛素治疗。

1 型糖尿病的治疗

在发现胰岛素之前，患有 1 型糖尿病的患者前途未卜。所有患者均死亡，但通过保持饥饿、控制饮食，使患者的葡萄糖下降，生命可能悲惨地延长一两年。1889 年发现，全胰切除术导致狗患上糖尿病，并提出了位于胰腺 Langerhans 胰岛中的一种降低葡萄糖物质的概念。经过多年毫无结果的研究，1921 年，多伦多大学的 Fred Banting（外科医生）、Charles Best（医学生）、James Collip（生物化学家）和 J. J. R. Macleod（生理学家）发现了胰岛素。Banting 和 Macleod 因其贡献而获得了诺贝尔奖。他们的胰岛素是可溶的或普通的胰岛素（不含任何添加剂的纯人胰岛素）。当作为皮下注射剂注射时，其起效时间为 0.5~2 小时，在 3~4 小时达到高峰，持续时间为 6~8 小时。因此，它被称为短效或速效胰岛素。虽然可以挽救数百万糖尿病患者的生命，但"常规"胰岛素的作用时间短不便于使用。

然后发现向常规胰岛素中添加某些杂质会导致吸收延迟。这催生了中效和长效系列胰岛素。一种延迟剂是锌，用于现已停产的 Lente 系列（Lente 慢、Ultralente 超慢、Semilente 半慢）。另一个是在中效 NPH（鱼精蛋白锌胰岛素，也称为 N）中使用的鱼精蛋白，目前仍在销售。

一旦可以合成和改造胰岛素，便衍生出不同的方法。科学家设计了合成长效胰岛素（与速效胰岛素相比，吸收速度要慢得多），而不是利用杂质阻碍吸收胰岛素。当前可用的长效类似物包括地特胰岛素和甘精胰岛素。尽管它们的药物动力学在理论上优于 NPH（目前唯一可用的中效人胰岛素），但它们的生产成本要高得多，并且对于某些患者而言并不能产生更优异的结果。长效类似物的一个缺点是，与 NPH 不同，它们无法与短效胰岛素混合，常常导致每天额外注射；但是，大多数患者认为这些胰岛素的优势胜于不利因素（如今的胰岛素注射器非常精细且短）。

胰岛素是一种大的肽激素，可惜在胃肠道中迅速降解使口服给药变得困难。这时必须皮下注射。

取决于制剂，皮下吸收可在几分钟或几小时内起效。一些制剂（如地特胰岛素和甘精胰岛素）将持续近一整天。对于非住院患者，静脉内胰岛素给药是不切实际的；因为胰岛素在血清中的半衰期短（约 7 分钟），需要连续输注才能产生疗效。

胰岛素也可以通过腹膜腔被很好地吸收，可以在某些患者（例如透析患者）中以这种方式给药。正在对胰岛素的其他给药方法（例如吸入气雾剂）进行实验研究。2006—2007 年，可吸入的胰岛素曾短暂上市，但由于多种原因从市场上被淘汰，其中包括销售不佳，给药系统过于笨重繁琐。FDA 在 2014 年批准了另一种吸入式胰岛素制剂。

在过去的 10 年中，科学家一直在寻找更接近天然胰岛素分泌的速效胰岛素。常规（R）胰岛素持续 4~6 小时，在一些患者中产生无法预知的低血糖。通过改造胰岛素，在 20 世纪 90 年代初期合成了快速胰岛素类似物。第一种此类上市的胰岛素——赖脯胰岛素在 15 分钟内起作用，在 30 分钟至 1 小时内达到峰值。这些胰岛素很有利用的价值，因为它们可以在饭前使用（常规胰岛素为 30 分钟）。其他合成的胰岛素如门冬胰岛素和赖谷胰岛素具有相似的特性。像地特胰岛素和甘精胰岛素一样，它们是合成类药物，但起效迅速。原因是常规胰岛素在小瓶或注射笔溶液中聚集为六聚体状态；然而它只能以单体状态被吸收，并且在解离为单体之前必须达到一定的浓度。速效类似物不太容易聚集，这意味着它们在高浓度下以单体形式溶解并更快地被吸收。

胰岛素药物动力学

胰岛素	起效时间	峰值活性	持续时间（小时）
NPH[a]	2~4 小时	4~9 小时	10~16
甘精胰岛素	2~4 小时	很短	20~24
地特胰岛素	2~4 小时	8~10 小时	16~20
常规胰岛素[a]（U-100）	30~60 分钟	2~3 小时	5~8
常规胰岛素[a]（U-500）	30~60 分钟	4~8 小时	12~14
赖脯胰岛素，门冬胰岛素，赖谷胰岛素	5~15 分钟	30~90 分钟	4~6

[a] 人胰岛素。

几十年来，胰岛素是从牛和猪的胰腺中生产的。尽管这些蛋白质与人胰岛素略有不同，它们在人体效果很好。然而由于它们是外来蛋白质，因此一小部分人对动物胰岛素产生了过敏反应。另一个担忧是可能某天动物胰腺的供应会耗尽，从而导致胰岛素供应不足。由于这些原因，当今使用的所有胰岛素都是重组 DNA 来源的合成人胰岛素。将人胰岛素的基因插入细菌或酵母中，由它们合成胰岛素。

U-500 常规胰岛素（500 U/ml；其他胰岛素为 U-100，100 U/ml）是用于高度胰岛素抵抗患者的浓缩胰岛素的特殊配方。它独特的吸收使其具有短效和中效胰岛素的特性。由于其浓度很高，如果不适当地注射和停用会很危险，因此只能用于"特殊用途"。它对于无法注射大量胰岛素或效果不佳的患者很有用。

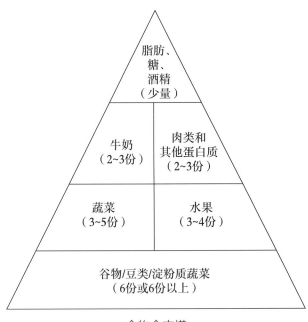

食物金字塔

脂肪、糖、酒精（少量）

牛奶（2~3份）　　肉类和其他蛋白质（2~3份）

蔬菜（3~5份）　　水果（3~4份）

谷物/豆类/淀粉质蔬菜（6份或6份以上）

饮食疗法

良好的营养和药物对于良好控制糖尿病来说一样重要。在患有 2 型糖尿病的患者中，它是首选的初始治疗方法（患有 1 型糖尿病的患者也需要胰岛素，但是良好的营养同样重要）。遗憾的是，许多使用胰岛素或非胰岛素制剂的患者无法或不愿接受适当的规定饮食。糖尿病诊所中最令人恐惧的专业人员通常不是医生，而是爱管闲事的营养师，他要求患者做出不情愿的饮食改变。幸运的是，如今的饮食处方比以往任何时候都更加灵活，对糖尿病患者来说，食物就像是一种药物。过去的饮食处方非常严格，需要患者称重食物。现在，它们聚焦于总热量和食物种类上。饮食应针对患者量身定制——有些人可能无法遵循过于复杂的饮食计划。

遵循合理饮食的最简单方法是食物金字塔。金字塔顶端的食物应少吃或根本不吃（高脂食物、甜品、酒精饮料）。底部的那些食物（例如谷物）可以占进食的大部分。这是大多数人可以遵循的相对简单的计划。

饮食的替换清单是一种将食物区分为碳水化合物、肉类/肉类替代品和脂肪类的方法。替换清单是做出食物选择的一种简单方法。患者每顿饭可以通过替换食用一定量的食物。例如，如果需要另一种碳水化合物，则他只需替换掉等量的另一种食品。

2 型糖尿病患者通常超重，目标是适度减轻体重。

预期需要每周减重 1 ~ 2 lb（0.45 ~ 0.91 kg）。

胰岛素泵

许多糖尿病患者使用胰岛素泵。这些设备通过持续皮下胰岛素输注（CSII）来提供胰岛素，通过这种方法，短效胰岛素被泵连续注入体内。泵是一种小型传呼机大小的含胰岛素设备，通过一端插入皮肤下的细塑料管将其输送给患者。经对植入式泵进行实验研究，就像起搏器一样植入患者体内，并定期通过皮下输注端口注入胰岛素。这是用外部设备制定流程的，与外部泵的方式非常相似，胰岛素被释放到腹膜腔中（其吸收速度几乎与静脉注射胰岛素一样快）。这些目前无法用于商业用途，仅在研究试验中使用。

患者调节外部泵以提供一定量的基础胰岛素，并在进餐前给予额外的大剂量胰岛素。该泵的优点是可以精确地注射非常少量的胰岛素（以 0.05 个

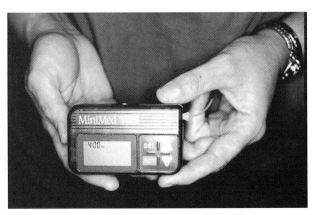

外部胰岛素泵

单位为增量）。使用传统的注射器，胰岛素只能以1单位的增量给药。可以设定一餐给药剂量（例如2个单位）；也可以根据设定的碳水化合物量增加剂量，例如每摄入 10 g 碳水化合物，患者可以给予1单位胰岛素。以这种方式进行"碳水化合物计数"显然要求患者在对胰岛素注射量进行调整之前知道自己吃了多少碳水化合物。这种给予胰岛素的形式在方案中允许最大的灵活性。碳水化合物计数可用于标准的胰岛素注射，但鉴于使用注射器和针头注射非常少量的胰岛素存在固有的局限性，因此无法进行非常"精确"的碳水化合物 - 胰岛素滴定。

一些患者和供应商对泵有误解，常常误认为无需佩戴者干预泵本身即可自行提供胰岛素。其基础功能确实可以连续给予胰岛素，但用户必须进行设置。如果没有用户设置，则不会注射一餐给药量的胰岛素。泵无法知道佩戴者的血糖是多少（除非使用了连续传感器，后文将对此进行更多介绍），因此必须用与以往相同的方式使用血糖仪进行检查；有一些血糖仪可以无线连接到泵。但是这种方法仍需改进，泵疗法比常规注射更加复杂和昂贵，尽管它为用户提供了更大的灵活性。

使用胰岛素泵就像将雪佛兰轿车与印第安纳波利斯 500 赛车进行比较。传统的胰岛素注射在某种程度上类似于雪佛兰：几乎任何人都可以在正常条件下驾驭。这种车辆虽然提供基本的运输，但缺乏应付异常情况的灵活性（有些人不会遇到）。另外，印第安纳波利斯 500 赛车是一台复杂得多的机器，能以超过 200 英里 / 小时（321.87 km/h）的速度行驶。但是，如果没有适当的培训，普通人驾驶它很可能会遭受伤害或有其他不良后果。泵也是如此——与注射胰岛素相比，泵使用不适应可能存在更多的问题。应当仔细选择胰岛素泵试用的候选人：并不是每位患者都适用。对于不愿投入适当时间和精力的患者来说是糟糕的选择。

泵通常用于 1 型糖尿病患者，尽管某些 2 型糖尿病患者也可能受益。目前的泵不能为胰岛素抵抗者输送其所需的大量胰岛素。U-500 胰岛素已用于某些胰岛素抵抗患者，效果良好。另外，患有 2 型糖尿病的患者也不太容易出现低血糖症，不需依赖泵的特性。

通过附加传感器进行的连续血糖监测（CGM）增加了可供医生更密切监测糖尿病的方式。连续葡萄糖传感器作为自我葡萄糖监测的辅助设备已有多年的历史。尽管大多数使用连续葡萄糖传感器（CGS）的患者是将其用在胰岛素泵上，但这不是必需的。CGS 传感器被插入皮下组织中测量组织液中的葡萄糖，提供近乎实时的信息（组织液中的葡萄糖约滞后血糖 15 分钟）以帮助解决疑难问题。它是治疗的有益辅助手段。

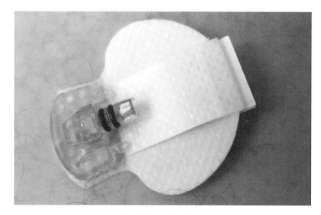

连续血糖传感器

团队合作治疗糖尿病

良好的糖尿病治疗通常需要的不仅仅是医生的直接治疗。与许多其他疾病不同，患者必须完成大部分工作，这并不像服用药片或注射药物那么简单。这种复杂的方法要求对患者进行充分的疾病教育。糖尿病小组由以下人员组成：内科医生、糖尿病教育者、护士、注册营养师、足病医生、眼科医生 / 验光师、血管外科医生、肾科医生、社会工作者、药剂师和心理健康 / 咨询服务提供者。

执证的糖尿病教育者（CDE）应该是教导患者有关糖尿病护理的主要教育资源。他们是接受过关于糖尿病患者的护理和认知教育高级培训的医疗保健专业人员（医生、护士、营养师或药剂师）。他们必须参加严格的资格考试并定期重新认证。

糖尿病的非胰岛素药物

除胰岛素外，还有许多其他药物可用于治疗糖尿病。这些通常称为口服降糖药或抗高血糖药，虽然胰高血糖素样肽 1（GLP-1）激动剂和普兰林肽是通过皮下给药。非胰岛素药物分为以下几类：

磺脲类药物是在 20 世纪 40 年代第二次世界大战期间首次发现的，当时研究人员正在开发新的抗生素。研究人员发现，接受这些实验性抗生素（化学性质类似于磺胺类抗生素）的几名患者患有低血糖症。磺胺丁脲（carbutamide）是第一种使用的磺脲类药物，但具有不良的临床反应。第一代药物是在 20 世纪 50 年代后期引入的，其中包括甲苯磺丁脲和氯磺丙脲。随后发明了醋磺己脲和妥拉磺脲。然后引入了第二代磺脲类。这些包括格列本脲和格列吡嗪，最新的第二代药物是格列美脲。

磺脲类药物促进胰岛 β 细胞对葡萄糖增敏而起作用，引起胰岛素分泌增加。这类药物作用的前提是 β 细胞功能正常，因此它们对 1 型糖尿病（完全缺乏外源性胰岛素）的患者无用。

格列本脲，磺脲类

由于磺脲类属于胰岛素促分泌素类别，因此可能会发生低血糖症，尤其是在老年人中。这是尽管具有疗效，但磺脲类不再被视为一线药物的原因之一。磺脲类药物的作用时间相对较长，低血糖症长时间发作的患者需要入院。氯磺丙脲的半衰期非常长，通常不宜采用。由于这些问题，磺脲类药物通常不再被用作 2 型糖尿病的一线疗法，并且已从许多医院住院处方中删除。优点之一是它的低成本，因为它们已有数十年的历史。它可以作为长效制剂（每天给药一次）。

另一类药物，美格替耐（"格列奈类"）是苯甲酸衍生物，包括瑞格列奈和那格列奈。尽管它们在结构上与磺脲类不同，但它们也是胰岛素促分泌素，可被认为是"速效磺脲类"。通常在饭前服用。因为它们会增加胰岛素分泌（像磺脲类），所以它们也可能诱发低血糖症。美格替耐可以与其他口服药物或胰岛素合用。

那格列奈，格列奈类药物

双胍类药物是增加胰岛素敏感性，并降低肝葡萄糖输出量的一类药物。二甲双胍是治疗 2 型糖尿病非常有效的双胍类药物。它衍生自植物山羊豆（法国丁香）中发现的化合物，自中世纪以来就一直用于缓解 2 型糖尿病的症状。二甲双胍可以单独使用，也可以与其他口服药物或胰岛素结合使用。它不增加胰岛素分泌，所以不会引起低血糖症。像其他非促分泌药物一样，它可能会提高其他药物（例如胰岛素和磺脲类）的功效，增强这些药物的降血糖作用；使用二甲双胍时需要减少其他药物的剂量。它最常见的不良反应在胃肠道：偶尔引起轻度腹泻和肠胃气胀，副作用严重到需要停药的情况较少。

二甲双胍，双胍类

二甲双胍治疗最严重的副作用是乳酸酸中毒，幸好这种现象非常罕见。二甲双胍在一定程度上增加了人体的乳酸产量，这对正常人没有重大影响。在患有严重肾或肝疾病的患者中，这种并发症很少发生但可能导致死亡。此类患者以及临界肾功能不全、肾功能可能短暂下降的患者（例如，接受放射或心血管手术碘化造影剂的患者）不应使用这种药物。二甲双胍对于没有这些问题的患者是一种非常安全的药物。

新型药物包括噻唑烷二酮类（TZD 或格列酮）。这些药物通过作用于脂肪、肌肉和肝细胞来增强人体对胰岛素的敏感性，提高葡萄糖的利用率，直击 2 型糖尿病的根本问题。它们的作用机制尚不完全清楚，似乎激活一种或多种过氧化物酶体增殖物激活受体（PPARs），后者调节基因表达。当前可用的药物是吡格列酮和罗格列酮。曲格列酮是第一种上市的药物，极少数病例与肝病相关，于 2000 年初在美国退出市场。有研究表明罗格列酮与心血管不良反应有关。鉴于曲格列酮的使用经验，建议使用 TZD 药物的患者进行常规血清肝酶检测。

肠促胰岛素类似物或 GLP-1 激动剂（艾塞那肽和利拉鲁肽）皮下注射使用。首先从美国西南部发现的有毒蜥蜴钝尾毒蜥（吉拉毒蜥）唾液中分离出这种物质（毒蜥外泌肽 exendin-4）。GLP-1 受体激动剂可增加葡萄糖刺激的胰岛素分泌，抑制胰高血糖素并减缓胃排空。GLP-1 激动剂不同于其他增加体重的促进胰岛素分泌药物，大多数患者会出现体重减轻和食欲下降的情况。它们不会引起低血糖。这类药物被批准用于治疗凭饮食、运动或口服药物无法充分控制血糖的 2 型糖尿病患者。艾塞那肽每天需要注射两次，利拉鲁肽每天一次（现在有一种艾塞那肽的缓释制剂，可以每周注射 1 次）。它们通常不用作单一疗法，且肾衰竭患者禁用。由于这类药物延迟胃排空，因此可能会减慢其他药物的口服吸收，在一些患者中引起恶心和呕吐。

西格列汀、利拉利汀、沙格列汀和阿格列汀是二肽基肽酶 -4（DPP- IV）抑制剂，被批准作为治疗 2 型糖尿病的初始药物疗法。它们抑制 GLP-1 的降解并增强其内源性作用，作用方式与 GLP-1 激动剂相似。DPP- IV 抑制剂降糖效果较温和且成本高，它们在单一药物如磺脲类、二甲双胍或 aTZD 不响应的患者中通常用作二线药物。当二甲双胍和磺脲类药物联合治疗不足以控制血糖时，DPP- IV 用作三线药物。利拉利汀和沙格列汀的优势在于它们通过肾清除，可用于患有慢性肾疾病（CKD）的患者。它们像 GLP-1 激动剂一样引起胰岛素分泌，而不会导致低血糖和体重增加。由于它们具有与 GLP-1 激动剂相似的作用机制，两类药物不同时使用。

西格列汀，DPP- IV 抑制剂

β 细胞分泌一种称为胰岛淀粉素（人胰岛淀粉样多肽，IAPP）的蛋白质，1 型糖尿病患者缺失胰岛淀粉素。几十年来，人们一直认为这种物质并不重要，后来对该蛋白质的独特性质有了新的研究。普兰林肽是人胰岛淀粉样蛋白多肽的合成类似物，与胰岛素共用可降低餐后葡萄糖水平，并且可与胰岛素组合用于 1 型和 2 型糖尿病患者。普兰林肽延迟胃排空、增加饱腹感、减少食物摄入并降低餐后胰高血糖素的分泌；与 GLP-1 激动剂不同，它不

影响胰岛素水平。在 1 型糖尿病患者的试验中，在胰岛素治疗中添加普兰林肽可降低餐后血糖、糖化血红蛋白 A_{1c}、胰岛素用量和体重。像 GLP-1 激动剂一样，普兰林肽可延迟胃排空，延缓口服药物的吸收。它是唯一可辅助胰岛素治疗 1 型糖尿病患者的非胰岛素类药物。

α- 葡萄糖苷酶抑制剂是另一类非胰岛素药物。这些药物（阿卡波糖和米格列醇）抑制 α- 葡萄糖苷酶——一种在小肠刷状缘发现的酶。这些药物抑制寡糖（如蔗糖）裂解成单糖。它能减少餐后寡糖吸收。葡萄糖吸收不受影响；患者必须用葡萄糖治疗低血糖症，而不是蔗糖（大多数含糖饮料和糖果中都有）或其他更复杂的糖，因为它们将无效。未吸收的低聚糖被结肠细菌消化，阿卡波糖和米格列醇治疗的常见副作用是气胀。适用于餐后血糖水平升高的 2 型糖尿病患者。

卡格列净和达格列净是钠 - 葡萄糖转运蛋白亚型 2（SGLT2）的新型抑制剂，介导肾中 90% 以上的葡萄糖重吸收。阻断这个转运蛋白可通过尿液清除血浆葡萄糖降低血糖水平。它们引起渗透性利尿，降低收缩压。

虽然通常用于治疗脂代谢异常，但胆汁酸螯合剂（例如考来维仑）具有一定的降糖作用。多巴胺激动剂溴隐亭具有轻微的降糖特性（糖化血红蛋白 A_{1c} 降低少于 0.5%），因此通常不用于糖尿病治疗。它对出于其他目的需要溴隐亭的患者（例如催乳素瘤患者）可能有用。

非胰岛素类糖尿病药物对糖化血红蛋白 A_{1c} 的平均降低量

二甲双胍	1.50%
胰岛素促泌剂（磺脲类、美格替耐）	1.5%~2.0%
肠降血糖素模拟物（GLP-1 激动剂——艾塞那肽、利拉鲁肽）	1.0%~1.5%
DPP- IV 抑制剂（西格列汀、利拉利汀、沙格列汀、阿格列汀）	0.6%~1.0%
α- 葡萄糖苷酶抑制剂（阿卡波糖、米格列醇）	1.00%
胰岛淀粉样多肽激动剂（普兰林肽）	0.5%~1.0%
TZD（吡格列酮、罗格列酮）	1.0%~1.4%
胆汁酸螯合剂（考来维仑、考来替泊）	<0.5%
SGLT2 抑制剂（卡格列净、达格列净）	0.5%~1.2%
多巴胺激动剂（溴隐亭）	0.50%

治疗和预防糖尿病

糖尿病对患者和社会带来巨大的医疗和经济负担。它是一种普遍存在的内分泌疾病，严重影响健康、缩短寿命降低生活质量；据估计目前有1 600万美国人（全球1.35亿人）患有糖尿病。世界卫生组织预测，到2025年全球糖尿病患者将增长到3亿人。还有更多的人糖耐量减低或空腹血糖受损，有很高的患动脉粥样硬化疾病和糖尿病风险。接近1/7的医疗费用花在糖尿病及其并发症上。正在进行的许多努力旨在治疗和预防这种疾病也就不足为奇了。

从理论上讲，1型糖尿病似乎最容易治疗。我们可以生产合成人胰岛素和具有独特特性的多种类似物，只需按照生理特点替代胰岛素。当然这说起来容易做起来难——目前的技术只能保证大致接近健康人身体状况。

目前，最接近治愈1型糖尿病的方法是通过移植整个胰腺（胰腺移植）或胰岛自身（胰岛细胞移植）来恢复患者的β细胞量。全胰腺移植使用遗体器官（活体捐赠者显然是不可能的，因为那个人需要他的胰腺），胰岛细胞移植更困难：从供体中纯化胰岛并将其注入门静脉，这些功能性胰岛在肝中"立足"，就像它们在胰腺中一样感知葡萄糖水平然后分泌胰岛素。这些方法的优点是无需使用胰岛素即可实现正常或接近正常的血糖控制，从而减少了长期并发症的可能性，改善生活质量。

遗憾的是，如果离开有效的免疫抑制药物，异体胰腺和胰岛细胞都会被受体的免疫系统排斥。由于这些免疫抑制剂的风险，胰腺和胰岛细胞移植曾被保留给同时需要其他器官移植（例如肾）的患者；其他器官的移植本就需使用免疫抑制药物，所以胰腺移植几乎没有除了手术本身以外的风险。尽管如此，现在有几个中心对患有严重糖尿病并发症的患者进行胰腺移植。移植的整个胰腺在受者体内5年存活率约为60%，而移植的胰岛细胞存活时间更短。无论如何，成功的接受移植手术的患者生活质量要比以前好得多。掌握克服免疫排斥的更好方法将提高这些移植物的存活率。即使解决了免疫问题，供体胰腺和胰岛也太少，远远无法满足数百万1型糖尿病患者的需求。要实现真正的治疗，必须有获取胰岛细胞的其他方法（例如，干细胞研究）。许多科研人员致力于内分泌学的这一领域。

另一种方法是通过创建真正的"闭环"系统来改善胰岛素泵。当前，这些泵需要佩戴者进行大量干预（检测血糖、编辑胰岛素给药量）。如果有一种可植入的胰岛素传感器能够在较少的干预下向泵提供反馈，那就太好了。目前还没有能在体内长期埋置的传感器，但正在实验研究；当前的连续葡萄糖传感器与5年前相比已经有了很大的改进，但仍然需要相对"高昂的维护"，必须每隔几天更换一次。

几项临床试验还调查了预防1型糖尿病的前景。1型糖尿病患者的一级亲属参加这些试验，监测其胰岛细胞自身抗体和（或）高血糖的发生。产生自身抗体和高血糖症的个体使用免疫抑制药物，这至少能延迟1型糖尿病发病。到目前为止，这些试验的结果非常令人失望。预防2型糖尿病（通过识别风险个体并干预生活方式）似乎更有希望。

低血糖症

低血糖症是医生和其他医疗保健工作人员以及患者都了解很少的疾病。很多患者在病史中偶然发现自己或其他家庭成员有低血糖症，需要随身携带吃的以备及时食用。实际上除了胰岛素或磺脲类/美格替耐治疗的糖尿病患者外，低血糖症是一种大多人都不太可能遇到的罕见疾病。在非专业媒体上，这是一个经常被吹捧的导致社会疾病的原因，许多印刷品和互联网上的资料都在传播这种疾病的概念。

当大多数人想到低血糖症时，他们认为是餐后或反应性低血糖症。对口服葡萄糖的正常反应是胰腺分泌适量的胰岛素使血糖正常。反应性低血糖症的患者胰岛素反应过强，导致餐后低血糖症并伴有症状。真正的反应性低血糖症非常罕见，并且经常被过度诊断，有时是由于误用了100 g葡萄糖耐量试验。反应性低血糖症不是致命的疾病，不造成持续疲劳和痛苦，可以通过少食多餐和避免食用浓缩甜食来控制。

胃排空异常的患者（如胃切除术后）食物迅速"倾倒"进肠道，会导致高胰岛素血症。实际上，他们可能有严重的餐后低血糖症。治疗包括少食多餐。阿卡波糖或米格列醇（α-葡萄糖苷酶抑制剂）可减少碳水化合物的吸收，可能会有助于低血糖症。

另一个重要的注意事项是那些糖耐量受损的人

胰岛素释放偶尔会延迟到进餐后 1 或 2 小时，从而导致轻度的餐后低血糖症。治疗方法是减肥和饮食管理。2 型糖尿病患者常常提到年轻时患有"低血糖症"。

空腹低血糖症是低血糖症的一种不良预兆，空腹低血糖症发生在进食后数小时的患者中（尽管接受过手术治疗的患者可能会发生严重的餐后低血糖症）。通常患者早晨会感觉最严重，进食后感觉好些。这种类型的低血糖症与胰岛素分泌过多或葡萄糖生产不足有关。

分泌胰岛素的胰岛细胞瘤（胰岛素瘤）是空腹低血糖症的罕见原因。如果不及时治疗，这些患者容易出现无力、低血糖症状，甚至晕厥、癫痫发作和死亡。治疗方法包括切除有害肿瘤。其他肿瘤可通过体液因子［例如胰岛素样生长因子 II（IGF-II）］引起低血糖症。

另一种公认的低血糖症类型称为非胰岛素瘤胰腺源性低血糖综合征（NIPHS）。这些患者常常在饭后表现出严重的低血糖症，并伴有 β 细胞肥大。胃旁路手术后的患者也可能发生低血糖症，如果情况

严重则需要进行胰腺切除术。由于减肥胃旁路手术越来越普遍，因此 NIPHS 越来越常见。α- 葡萄糖苷酶抑制剂同样可用于治疗。

低血糖症的另一个重要原因是人为地使用了降糖药［胰岛素或胰岛素促分泌剂（磺脲类或美格替耐）］。这些人通常有精神疾病相关问题，通过低血糖症发作获益（例如家人的同情、请假等）。通过检测 C 肽水平可以将秘密使用人胰岛素与胰岛素瘤区分开来。由于内源性胰岛素是通过将胰岛素原剪切为胰岛素和 C 肽而产生的，因此胰岛素瘤患者体内胰岛素和 C 肽血浆水平都会升高，而注射外源性胰岛素则只有胰岛素水平升高。

然而，目前许多处方胰岛素是合成修饰过的类似物，传统方法不一定能检测出来，因此确定低血糖症患者是否有药物滥用嫌疑——提前注射了胰岛素——更加具有挑战性和不确定性。磺脲类和美格替耐类药物增加内源性胰岛素分泌，在这种情况下检测 C 肽无法区分由药物或疾病引起低血糖症（它将升高）。对于怀疑药物滥用引起的低血糖症，检测尿液和血液中的促泌剂很重要。

复习题

1. 一名 32 岁的白人成年女性来就诊，主诉有 1 个月的多尿、多饮和体重减轻 12 磅（5.44 kg）。她没有糖尿病家族史，并且两次怀孕（26 岁和 30 岁）都没有妊娠糖尿病。检查显示她是瘦弱，苍白的成年女性，看上去很疲倦但没有生病。血清葡萄糖浓度为 328 mg/dl（18.0 mmol/L），尿液试纸显示 4+（强阳性）葡萄糖。检测糖化血红蛋白 A_{1c} 为 10.1%（非糖尿病患者为 <6.5%）。

   a. 这位女士有糖尿病吗？为什么有或者为什么没有？

   b. 你认为她患有哪种类型糖尿病？

   c. 你如何区分不同的类型？

   d. 你首选的治疗方法是什么？

   答案：

   （a）糖尿病的诊断是通过经典症状和体征结合血清葡萄糖浓度大于或等于 200 mg/dl（11.1 mmol/L）来确定的。她的糖化血红蛋白 A_{1c} 也远高于糖尿病诊断标准（6.5%）。（b）鉴于她身材瘦削和

症状突然出现，很可能患有 1 型糖尿病。1 型糖尿病在白种人中最常见，在其他种族群体中较少见（例如西班牙裔、亚洲人或非裔美国人后裔）。她两次怀孕时都没有妊娠糖尿病也提示并不是 2 型糖尿病。此外，虽然并非所有 2 型糖尿病患者都超重或肥胖，但该病有典型的家族史。（c）可以检测针对 β 细胞的抗体。最常用的抗体是抗 GAD-65。（d）无论她患有哪种糖尿病，唯一合理的选择就是胰岛素。由于我们确定她可能得的是 1 型糖尿病，胰岛素是最佳选择。即便是 2 型糖尿病，没有任何非胰岛素药物的组合可以使她的糖化血红蛋白 A_{1c} 恢复正常。

2. 一位 58 岁的非裔美国人做体格检查，他已经有一段时间没有就诊了。没有主诉。他患有肥胖（BMI 32.2 kg/m²），空腹血糖 132 mg/dl（7.26 mmol/L），糖化血红蛋白 A_{1c} 为 6.8%。他的母亲和姨母都患有 2 型糖尿病。他有高血压病史，接受依那普利治疗，肾功能和肝功能正常。

a. 他有糖尿病吗？

b. 有哪些治疗方案？

答案：

（a）他的空腹血糖≥126 mg/dl 和糖化血红蛋白 A_{1c}≥6.5% 均符合糖尿病标准。考虑到他肥胖和家族病史，他极有可能患有 2 型糖尿病。（b）最好的首选治疗方法是治疗性生活方式改善（TLC），包括饮食和锻炼。这说起来容易做起来难，但是减肥将是最好的选择。如果不奏效，可以开始使用二甲双胍治疗，因为他的肾和肝功能正常。

3. 一名有 5 年控制欠佳的 1 型糖尿病和抑郁病史的 17 岁女孩于急诊科就诊，其表现出嗜睡、呼吸加速和脱水的症状。经检查她有低血压，呼吸中有水果味。血糖为 798 mg/dl（43.9 mmol/L），尿酮 4+。妊娠试验阴性，血液和尿液检查无任何感染迹象。不发热。

a. 你认为这个患者怎么了？

b. 是怎样造成的？

c. 你会怎么治疗？即时治疗和长期治疗？

答案：

（a）这是 1 型糖尿病患者酮症酸中毒的典型表现。许多水果（例如草莓、树莓）的特征性气味来自于中链酮及其衍生物，因此患者的呼吸有"水果气味"。胰岛素缺乏导致分解代谢"恶性循环"，身体不能利用葡萄糖而燃烧脂肪（终产物酮堆积）供能。

（b）糖尿病酮症酸中毒的最常见病因（在没有诸如感染之类的诱发病因情况下）是患者依从性差且不遵循胰岛素治疗方案。青少年尤其常见。

（c）首选治疗应包括补液以纠正脱水。确诊后应静脉注射胰岛素。一个常见的错误是先给予胰岛素。尽管从直觉上看这可能是正确的，但胰岛素将葡萄糖驱动到细胞中，葡萄糖将与水一起摄取。这将进一步消耗细胞外液的量。在开始输液之前不应该给予胰岛素。酮症酸中毒解决后，可以过渡到她的常规胰岛素治疗方案（很可能没有执行）。

该患者的长期治疗更具挑战性。许多研究表明，1 型糖尿病患者的抑郁症患病率是非糖尿病患者的两倍多。对于正在经历许多生理和心理变化的青少年来说尤其如此。她和她的家人都应该接受正规的培训，并经常与糖尿病团队支持工作人员进行互访，避免将来再次发生此类事件。

4. 急诊室一名 35 岁的妇女在过去 6 个月中反复出现严重的低血糖症。她被发现昏迷在家中，血糖为 34 mg/dl（1.89 mmol/L）。血清胰岛素水平升高，而 C 肽水平受到抑制。该患者的 13 岁女儿 1 年前被诊断患有 1 型糖尿病。血糖稳定并入院观察后，接下来的最佳干预应是：

a. 胰腺 CT 检查胰岛素瘤

b. 磺脲类的尿液筛查

c. 剖腹探查术

d. 咨询精神科医生

e. 长时间禁食引起进一步的低血糖

答案：

（d）这是人为滥用胰岛素的典型案例，因为胰岛素水平升高而 C 肽水平受到抑制。获取胰岛素常常很便利（例如，使用胰岛素的家庭成员）。在该患者对自己造成严重伤害之前需要咨询心理健康专家。如果 C 肽水平升高，则（a）和（b）方法较适合。如果没有胰岛素瘤的进一步记录，我们不会随意进行手术（c），这个病例的生化检测显示不可能是胰岛素瘤。有时（当然得在医院里）进行长时间禁食（e）引起低血糖症提示疑似胰岛素瘤。而且此患者生化检测结果也与人为使用胰岛素更相符。

5. 糖尿病神经病变最常见的形式是：

a. 颅神经麻痹

b. 慢性感觉神经病变（"长袜"分布）

c. 近端运动神经病变（肌萎缩）

d. 糖尿病性胃轻瘫

e. 糖尿病性泌汗神经病变（味觉性出汗）

答案：

（b）这是糖尿病神经病变的最常见形式。其他类型（尤其是泌汗自主神经病）则不太常见。

6. 一名 22 岁的白人男子住进医院治疗刚确诊的糖尿病。他表现出非酮症性高血糖症和糖尿病的典型症状。他很瘦，没有糖尿病家族史。开始胰岛素治疗后，他的血糖水平恢复正常出院回家。几周后，他注意到即便有几次忘记使用胰岛素，自己的血糖水平依然保持正常。他的血糖水平在不使用胰岛素的情况下仍保持正常的最可能解释是：

a. 他患有 MODY（青年发病的成年型糖尿病）

b. 最初诊断时有"葡萄糖中毒"，现在他的 β 细胞功能恢复了

c. 他正在经历 1 型糖尿病的"蜜月期"，他的胰岛素需求量将逐渐增加

d. 他可能没有糖尿病，诊断有误

e. 他的血糖仪可能坏了，需要换个新的

答案：

（c）在最初诊断为 1 型糖尿病后，残留的胰岛素分泌有所恢复。这个"蜜月期"可能持续数月，有时甚至是 1 年或更长时间。及时开始胰岛素疗法非常重要，因为它可以保存体内残余的胰岛素分泌（一段时间之内使糖尿病更容易控制）。葡萄糖中毒（b）通常见于 2 型糖尿病患者，并在血糖正常后得到改善。没有家族史的患者不太可能出现单基因糖尿病，例如 MODY（a）。

（尹悦）

第 6 讲　钙的代谢

让我们先回顾一下上一讲所学到的内容。胰岛素是在糖代谢过程中非常重要的一种激素，它由胰腺 β 细胞合成，并从一种称为胰岛素原的前体分子剪切而来。相对于胰岛素而言，胰高血糖素同样是一类参与糖代谢的激素，但在糖代谢整个过程中发挥的作用远不及胰岛素。胰高血糖素由胰腺 α 细胞分泌，是胰岛素的重要拮抗剂。因此，胰高血糖素在低血糖恢复过程中发挥重要作用。胰岛素是一种合成代谢激素，促进能量储存，而胰高血糖素起到分解代谢的作用（即，它分解分子）。

糖尿病是临床上糖代谢异常最常见的疾病，主要分为 1 型糖尿病与 2 型糖尿病（尽管它是一种具有多种表型的异质性疾病）。1 型糖尿病通常被认为是一类自身免疫病，由胰岛素的缺失或匮乏引起。尽管老年人中也发生 1 型糖尿病，但在儿童及青年中较为常见。1 型糖尿病也会发生在那些胰腺切除、慢性胰腺炎或者浸润性胰腺疾病的患者（如血色素沉着病患者）中，补充胰岛素是这一类患者所必需的。

相对于 1 型糖尿病，2 型糖尿病就更为常见且多发。2 型糖尿病主要表现为胰岛素抵抗，即机体对于胰岛素的利用率下降。许多 2 型糖尿病患者（并不是所有 2 型糖尿病患者）多表现出超重或肥胖。许多非胰岛素药物，无论口服或注射，均对 2 型糖尿病有效。胰岛素的应用对于许多 2 型糖尿病患者的血糖控制是必要的，尽管并不像 1 型糖尿病那样必需。糖尿病前期（即糖耐量减少及空腹血糖受损）通常被称作糖尿病患者的灰色状态，主要是因为在该阶段，患者血糖处于正常血糖以上，但未达到糖尿病的诊断标准。随着时间的推移，很多糖尿病前期的患者会发展为糖尿病，所以早期介入以及及时监测血糖对于预防糖尿病患者并发症是至关重要的。

胰岛素抵抗及高胰岛素血症是 2 型糖尿病患者重要的病理表现。这些因素导致 2 型糖尿病患者高血压、心血管疾病、肥胖以及高脂血症的发病率增加。

妊娠糖尿病是指一类发生在孕期的糖尿病。该术语通常是指在孕中期至孕晚期出现可逆性葡萄糖不耐受状态的患者，多是由于高浓度的胎盘物质，如人绒毛膜生长激素（人胎盘催乳素）所致。大多数妊娠糖尿病患者仅需控制饮食即可得到控制，但也有些患者需要胰岛素。在妊娠糖尿病治疗中，非胰岛素治疗并不被认可。尽管在生产后，部分产妇仍会发展为 2 型糖尿病，但绝大多数产妇糖耐量可恢复正常。虽有 1 型和 2 型糖尿病的患者也可能怀孕，对所有患有糖尿病的孕妇进行良好的血糖控制对预防并发症极为重要。

糖尿病管理的一项重要基石是血糖自我监测。每位患者都可以从毛细血管采血，并将采集到的血液放在血糖试纸上，几秒过后便可清楚了解自己血糖水平。另外一项重要的管理手段是监测糖化血红蛋白（HbA_{1C}）含量。HbA_{1C} 提供了过去 6 周血糖控制的指数，是自我血糖监测的有用辅助手段。越来越多的临床试验，如 DCCT（Diabetes Control and Complications Trail，糖尿病控制与并发症试验）及 UKPDS（United Kingdom Prospective Diabetes Study，英国前瞻性糖尿病研究）等研究表明，良好的血糖控制才可以有效避免糖尿病并发症的出现。

糖尿病患者通常会有诸多并发症，可将这些并发症主要可分为微血管病变及大血管病变。糖尿病神经病是常见的糖尿病患者神经损伤后出现的微血管病变。双下肢麻木感是糖尿病神经病最常见的病变类型。通常由于糖尿病患者神经损伤后感知功能受损，很多患者会并发溃疡。其他神经病的临床表现相对就很少。

糖尿病视网膜病变是糖尿病微血管病变的另一种发病形式，是临床上失明的常见病因。非增殖性视网膜病变相对少见，仅需要常规的视力监测。而增殖性视网膜病变预后相对较差，通常会引起球内出血、视网膜剥脱及失明。增殖性视网膜病变在必要情况下可通过激光光凝术或手术治疗。

糖尿病肾病是另一个常见的微血管并发症，它通常以肾小球滤过率增加为征象。伴随糖尿病肾病的疾病进程，首先表现为尿微量白蛋白升高，其次是肾小球滤过率下降和蛋白尿。如果在早期阶段发现肾小球滤过率、尿蛋白等变化，糖尿病肾病经治疗后可被逆转。一小部分患者会发展为终末期肾病，只能进行肾替代治疗（如血液透析或肾移植）。终末期肾病通常是糖尿病在治疗方面花费最昂贵的并发症。

糖尿病酮症酸中毒（diabetic ketoacidosis，DKA）是 1 型糖尿病常见的并发症，主要是由于机体缺乏充足的胰岛素来应对代谢需求。DKA 的发生是一场恶性循环，即糖尿病患者通常血糖较高，但由于机体不能充分利用葡萄糖，导致大脑认为机体缺乏能量，进而通过糖异生升糖。葡萄糖水平升高引起渗透性利尿，从而导致脱水。同时，机体分解代谢激素（如胰高血糖素和肾上腺素）使问题更严重，它会引起脂肪和蛋白质的分解代谢增加，进而促进酮体和酮酸的产生，这种情况如果不及时处理就会造成死亡。常见的处理方式为静脉补充胰岛素降糖及补液纠正酸中毒。高渗性非酮症综合征与酮症酸中毒类似，但通常发生在无完全胰岛素缺乏的老年患者，这些患者通常血清葡萄糖含量很高，但并不会发生酸中毒。

胰岛素是 1 型糖尿病唯一有效的治疗手段。目前胰岛素必须通过注射的方式才能被机体利用。尽管新的配方正在被评估，实验研究中吸入式胰岛素等胰岛素给药方法的结果令人失望。一些预防 1 型糖尿病的临床试验也不被看好。目前，大多数 1 型糖尿病患者采用短效合并长效或中效胰岛素的治疗方案。

在某些 1 型糖尿病患者中，胰岛素泵可作为一项重要的治疗手段。胰岛素泵是一个小型外部设备，它通过一个微小的塑料导管将胰岛素持续泵入体内，起到降低血糖的作用。这些胰岛素泵通常比较精密，而且如果要长期有效使用，通常会带来诸多不适。但是，有研究表明，使用胰岛素泵的糖尿病患者会有更好的血糖控制及更少的并发症。

在一些血糖难以控制的特定糖尿病患者中进行整个胰腺或胰岛细胞移植被认为是积极有益的治疗方式。但是，这种治疗方式的弊端在于移植后患者需要长期服用免疫抑制剂，并且这些移植物的长期存活率并没有其他器官（如肾）的存活率那么长。

2 型糖尿病患者的治疗方案主要包括饮食治疗、口服药物及胰岛素治疗。口服药物主要分为 4 类。第一类为胰岛素促泌剂，如磺脲类及美格替耐。这类药物主要的作用机制是促进患者胰岛素的分泌，因此，它们能潜在地导致低血糖。然而，其他类型的口服降糖药物本身不会导致低血糖（尽管它们可以增强具有这种功效的药物作用）。二甲双胍是一类双胍衍生物，它可以降低肝糖原的输出，并增加胰岛素的敏感性而发挥降糖作用。它的副作用极少，主要是在一些肝和（或）肾功能不全患者身上出现乳酸酸中毒，如果合理用药这项副作用基本不会出现。噻唑烷二酮类是一类新型增敏剂。相对较新的药物如 DPP-Ⅳ 抑制剂及 GLP-1 拮抗剂均可增强胃排空及胰岛素敏感性。SGLUT 抑制剂（如卡格列净）通过抑制肾对葡萄糖的吸收发挥降糖作用。最后，α-葡萄糖苷酶抑制剂可通过减少小肠对双糖及小分子多糖的吸收，从而降低餐后血糖。

低血糖症也是一种疾病，虽然被大众认为是许多疾病的病因，但实际上是相当罕见的。在过去的几年中，低血糖症变得相对常见，可能是由过度应用口服糖耐量试验造成的。真正的反应性低血糖主要发生在胃肠道结构功能障碍的患者中。胰岛素瘤是引体低血糖的重要病因，主要表现为患者常自发低血糖，可能会有癫痫发作，如果治疗不及时，甚至会死亡。另外一个低血糖的重要病因是人为地使用胰岛素及口服降糖药物，这通常发生在一些精神障碍患者身上。实验室研究有时可以帮助区分内源性和人为原因导致的低血糖，尽管合成胰岛素类似物的广泛使用（其中一些不能通过胰岛素分析检测到）使这种评估更加复杂。

钙的转运和调控

尽管钙与其他激素不同，但它在多种生理过程中非常重要，包括肌肉收缩、神经突触传递、血小板聚集、凝血以及激素的分泌（作为细胞内第二信使）。钙与我们之前讨论的大多数激素不同，不受腺垂体或下丘脑的直接调控，在某种程度上，它就像我们足球队的"特殊小组"。

Ca^{2+} 与甲状腺激素和性激素类似，可与血清蛋白（如白蛋白）结合。约一半的钙与蛋白质或其他物质结合，而余下的一半以离子形式存在，称为游离钙。与其他激素类似，游离或非结合形式的钙具有生物活性。

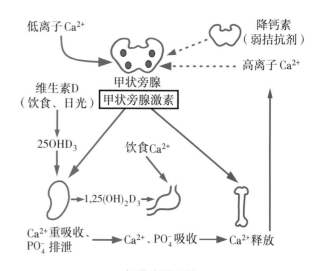

钙代谢的调控

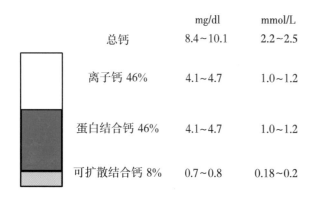

	mg/dl	mmol/L
总钙	8.4~10.1	2.2~2.5
离子钙 46%	4.1~4.7	1.0~1.2
蛋白结合钙 46%	4.1~4.7	1.0~1.2
可扩散结合钙 8%	0.7~0.8	0.18~0.2

离子钙=活性形式
总钙量受血清蛋白含量影响
校正Ca^{2+}=测量Ca^{2+}+0.8 ×（4-血清白蛋白）

血浆钙

钙不是经典的激素，不被腺体所分泌。相反，钙有多种不同来源。钙最大的来源是骨骼，它以磷酸钙盐的形式储存了机体99%以上的钙。食物中的钙可被小肠吸收，而肾则调控原尿中钙的重吸收。充足的钙摄入（钙元素1 000～1 500 mg/d）对健康尤为重要。需要注意的是，患者所需的钙元素摄入量并非是钙盐的量。例如，碳酸钙（最为常见的补钙剂）中钙元素的质量占40%，因此，必须摄入2 500 mg的碳酸钙才能达到每日摄入1 000 mg的元素钙；而柠檬酸钙中钙元素的质量只有20%，故需要5 000 mg的柠檬酸钙才能获得1 000 mg元素钙。

钙的代谢主要受甲状旁腺激素的调控。甲状旁腺激素由甲状旁腺分泌。甲状旁腺约豌豆样大小，位于甲状腺后方。大多数人有4个甲状旁腺，偶有多于或少于该数目。此外，还可能出现异位甲状旁

腺，比如位于胸腔纵隔。

当血清钙水平低时，暗示着甲状旁腺激素分泌增加。该过程由胞外钙敏感受体（CaSR）介导。甲状旁腺激素具有3方面的作用，可使低血钙恢复正常钙水平。

1．促进骨钙的吸收。
2．促进肾对钙的重吸收。
3．促进小肠钙的吸收。

甲状旁腺激素对饮食中钙的吸收没有直接调控作用，它通过增加维生素D的活化代谢产物，间接促进钙的吸收。甲状旁腺激素促进维生素D转变为钙三醇的效应主要通过作用于肾。

当钙和甲状旁腺激素水平正常时，甲状旁腺激素实际增加骨的形成。只有在甲状旁腺激素病理性增加时，才出现病理性骨吸收。

维生素D对于钙的代谢也非常重要。维生素D来源于胆固醇，属于甾体类激素，通过皮肤经光照射产生或直接从食物中摄取。维生素 D_2（麦角

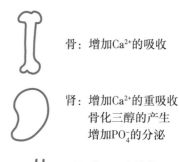

骨：增加Ca^{2+}的吸收

肾：增加Ca^{2+}的重吸收
　　骨化三醇的产生
　　增加PO_4^-的分泌

胃肠道：无直接作用
　　　　通过增加维生素D促进
　　　　Ca^{2+}、PO_4^-的吸收

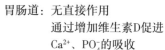

甲状旁腺激素的作用

钙化醇）通过食用植物和真菌类食物直接获取（维生素 D_2 在这些食物中通过相应前体经光照射转化而来），而维生素 D_3（胆钙化醇）在动物皮肤中由甾体前体分子经光照射转化而来，如 7- 脱氢胆固醇。维生素 D_2 和 D_3 具有相似的功能，在本章统称为维生素 D。

维生素 D 最早发现于 1924 年。当时科学家发现光照射动物或食物可预防动物患佝偻病。只需少量的阳光照射就可产生足够的维生素 D 储存于机体（大剂量的光照并不推荐，因为其有导致皮肤癌的风险）。维生素 D 本身并不具备生物活性，其通过代谢生成多种活性代谢产物发挥作用。主要代谢产物之一为钙三醇。维生素 D 代谢最重要的步骤为肾中的钙二醇转化为钙三醇。钙三醇是维生素 D［1, 25 (OH)$_2$D］活性最强的代谢物，它的基本作用是增加小肠钙和磷的吸收。维生素 D 受体广泛存在于多个器官，而其相应的作用也被持续关注与探究。目前发现维生素 D 还具有免疫调节和调控葡萄糖稳态的作用。低钙血症促进、高钙血症抑制钙三醇的合成。成年人每日维生素 D 的需要量为 600 ~ 800 U。

降钙素（calcitonin）是指由甲状腺滤泡旁细胞（也称 C 细胞）分泌的低分子量蛋白质（其作用是对抗由滤泡细胞分泌的甲状腺激素 T3 和 T4）。降钙素是甲状旁腺激素的弱拮抗剂，高血钙可促进其分泌。降钙素对于咸水动物（如鱼类、鳗鱼）的生存至关重要，特别是可以帮助其存活在高钙环境中（如海水），但其对于人类的重要性就微不足道了（因为切除甲状腺并不会对人体骨代谢产生显著影响）。

高钙血症

轻度高钙血症可能并无显著症状。中度到重度高钙血症通常表现为神经肌肉抑制的症状，总的来说，包括脱水、体重下降、厌食、瘙痒和烦渴。此外，患者还可表现为恶心、呕吐、疲乏、嗜睡、意识模糊，严重者昏迷。接下来，我们将探讨高钙血症的各种原因。

甲状旁腺功能亢进症

原发性甲状旁腺功能亢进症是高钙血症的最常见诱因，其发生率为 1/800。大部分甲状旁腺功能亢进症患者无症状，通常在常规体检筛查中被发现。甲状旁腺功能亢进症通常表现为一个或多个甲状旁腺异常性分泌过多的甲状旁腺激素，进而促进肾对钙的重吸收、骨骼钙的释放以及小肠对钙的吸收（间接通过维生素 D）。甲状旁腺激素分泌增多还可促进磷的排泄，引起高磷酸盐尿和血磷水平下降。

大约 80% 的原发性甲状旁腺功能亢进症由单发的甲状旁腺腺瘤引起，其余的病例通常与甲状旁腺均一性增生相关。甲状旁腺癌极为罕见，是一种甲状旁腺功能亢进症的恶性形式。

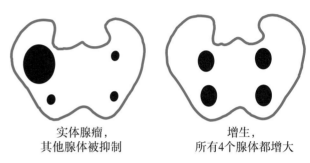

实体腺瘤，　　　　增生，
其他腺体被抑制　　所有4个腺体都增大

原发性甲状旁腺功能亢进

如今，手术是治疗甲状旁腺功能亢进症最有效的方式。然而，并非所有患者均需治疗。原发性甲状旁腺功能亢进症治疗的适应证包括：血钙超过正常上限（约 10.2 mg/dl 或 2.55 mmol/L）1.0 mg/dl（0.25 mmol/L）、骨质疏松［DEXA 检查 T 评分 ≤-2.5，和（或）出现脆性骨折］、年龄小于 50 岁、肌酐清除率下降（<60 ml/min）（以前，24 小时尿钙排出超过 400 mg 也是适应证之一，但该标准现已被去除）。患者未达到这些适应证标准可简单保持每年一次的监测，但最终干预策略取决于患者的具体情况。

什么是脆性骨折？脆性骨折是由平时并不会导致骨折的机械应力所致，属于低能量创伤。该机械应力被世界卫生组织定义为"从站立高度或更低位置摔倒产生的作用力"。例如，一位老年女性因摔倒在起居室地毯上发生桡骨脆性骨折，而一位 320 磅（145.15 kg）重的职业足球运动员在同样情况下并不会发生骨折。

甲状旁腺功能亢进症能引起高钙血症，那从逻辑上推断，限制钙的摄入可能有助于治疗甲状旁腺功能亢进症。的确，甲状旁腺功能亢进症患者并不推荐过度地补充钙，然而限制钙的摄入可能反而会加重甲状旁腺功能亢进症。对于原发性甲状旁腺功能亢进症的大多数患者来说，还是推荐 1 000 mg/d 的必需钙元素的摄入和每日足量维生素 D（400 ~ 600 U/d）的摄入。

一种新型拟钙剂西那卡塞激活甲状旁腺上的钙敏感受体（CaSR），使甲状旁腺误认为钙水平升高，进而抑制甲状旁腺激素分泌。该作用过程类似于良性内分泌肿瘤，其过多靶激素的分泌导致反馈性抑制效应，如我们之前学习的库欣病。西那卡塞模拟高钙信号，对良性甲状旁腺肿瘤具有抑制效应。而由于西那卡塞花费高且并未解决根本问题，因此只在患者有特定适应证、拒绝手术和（或）有高手术风险时选用。原发性甲状旁腺功能亢进症的首选治疗是手术切除一个或多个患病腺体。对于实体腺瘤，应通过手术切除瘤体；而对于增生型病例，则需将 4 个腺体进行大部分切除。此外，无症状和血钙轻度升高的患者通常并不需要手术治疗（见上文的推荐）。

如果选择手术，需要进行术前的定位检查。目前，最佳的检测是利用司他比锝结合超声的方法。司他比锝常用于心脏核医学检查。该检查可帮助外科医生术前定位异常的甲状旁腺，这可以缩短手术时间。像甲状腺扫描一样，它并不是诊断试验；甲状旁腺功能亢进症的诊断主要依赖血清生化检查。

肾功能不全会导致一种特殊类型的甲状旁腺功能亢进症。这些患者会出现低钙血症，因为肾小管重吸收钙下降、慢性磷滞留以及钙三醇的生成减少。持续存在的低钙血症刺激甲状旁腺激素分泌增加。因肾功能障碍，甲状旁腺激素不能发挥肾调控作用，但影响骨的代谢。随着病情进展，升高的甲状旁腺激素可促进骨吸收，并引起骨痛。治疗上需限制饮食中的磷、磷结合剂以及钙三醇，以增加血清钙的水平。西那卡塞常用于该类甲状旁腺功能亢进症，抑制甲状旁腺激素的分泌。这种由其他原因导致的病变称为继发性甲状旁腺功能亢进症。

如果甲状旁腺功能亢进症持续过长时间，其甲状旁腺激素的上调会变为自主性，即使在血钙水平变为正常后，也持续处于高分泌状态。该类型病变被称为三发性甲状旁腺功能亢进症，难以治疗。由于甲状旁腺激素分泌的自主性，利用拟钙剂，如西那卡塞，治疗无效。故现有唯一治疗手段是甲状旁腺的大部切除。

恶性肿瘤相关的高钙血症

大多数严重高钙血症的患者都患有肿瘤，其最常见的病因是恶性肿瘤的体液性高钙血症（HHM），而最常见的特异性肿瘤类型是鳞状细胞肺癌。此外，其他腺癌（如乳腺癌、肾细胞癌和膀胱癌）也可引起高钙血症。通常异位的内分泌综合征与小细胞肺癌相关，但事实上小细胞肺癌并不引起高钙血症。导致 HHM 的恶性肿瘤可分泌甲状旁腺激素相关肽（PTH-rP），它的功能与甲状旁腺激素类似。PTH-rP 在正常人中含量很少，而对于软骨细胞、乳腺、毛囊和皮肤的发育是必需的。事实上，PTH-rP 类似于胎儿的甲状旁腺激素（在孕期 PTH-rP 很少增加到可引起短暂的高钙血症的程度）。然而，病理性 PTH-rP 高分泌的患者的实验室检查结果与甲状旁腺功能亢进症患者类似：高钙血症伴低磷血症。由于高钙血症可抑制甲状旁腺激素的分泌，因此非甲状旁腺激素依赖的高钙血症患者的甲状旁腺激素水平较低。

恶性肿瘤相关高钙血症中，局部溶骨性高钙血症较为少见。该疾病主要由于破骨细胞活化因子的分泌所致，而不是由骨骼中肿瘤的直接侵袭。病例涉及乳腺癌和多发性骨髓瘤，而相关的破骨细胞活化因子包括甲状旁腺相关蛋白、白介素、转化生长因子、前列腺素和组织蛋白酶 D。

维生素 D 依赖的高钙血症

过多的维生素 D 也可导致高钙血症。维生素 D 的合成受负反馈调节。因此，日常摄入维生素 D（如来自复合维生素）后，维生素 D 的活性代谢物（如钙三醇）的生成受到抑制。当摄入高效能的维生素 D（如钙三醇）可能导致维生素 D 中毒；而使用非处方药物（如麦角钙化醇、胆钙化醇）则较少出现中毒现象，除非大剂量服用，但即使这样也只是偶尔发生。

肉芽肿病（如结核、结节病、铍中毒和麻风病）也可导致维生素 D 依赖的高钙血症。病变部位细胞含有将初级维生素 D 转化为钙三醇的必需酶，进而导致高钙血症。一些血液系统的恶性肿瘤，如淋巴瘤，可产生过量的维生素 D，这也称为副肿瘤综合征（将在本书最后一讲讨论）。

针对维生素 D 依赖的高钙血症患者的治疗首先考虑阻断已有维生素 D 的来源。同时，治疗上述提及的系统性疾病也很重要。糖皮质激素也是治疗的重要手段之一，因为糖皮质激素可减少小肠对钙的吸收，快速降低血钙水平。

其他原因

一些内分泌疾病也可导致高钙血症。甲亢引

起骨钙吸收的增加。这种类型的高钙血症比较轻微，鲜有症状，并且会随着针对甲亢的治疗迅速好转。而在治疗后持续存在的高钙血症提示有其他的病因。

肾上腺功能不全也可导致轻度的高钙血症。肾上腺功能不全易导致脱水，会进一步加重高血钙。补水和类固醇替代治疗可及时恢复血钙水平。

乳碱综合征可发生于摄入大量的钙（如牛奶）和碱（如碳酸氢钠）之后，这种情况见于胃溃疡或食道炎。代谢性碱中毒导致低钙尿，进而高血钙；最后，常发生肾功能衰竭。曾经，溃疡患者通过喝牛奶和口服小苏打（NaHCO$_3$）缓解疼痛，因此，可能并发乳碱综合征，属于严重的疾病。随着胃溃疡治疗的显著改善（如质子泵抑制剂），现已少见乳碱综合征。而最近，钙剂又被应用于预防骨质疏松。一些患者服用超过处方剂量的钙（通常由于不断增加的调味片剂的出现）导致乳碱综合征病例近几年又有增多趋势。

高钙危象

高钙危象是高钙血症的终末期事件，可导致患者昏迷和死亡。尽管上述各种类型高钙血症均有导致高钙危象的可能，但其通常主要与恶性肿瘤相关。由于这些患者通常有严重的脱水（钙作为渗透性利尿剂），因此最重要的第一步治疗是静脉补液。补液之后，袢利尿剂（呋塞米）可促进尿钙排出，对于肾衰竭的患者特别有用。反过来，在补液前给予袢利尿剂无疑会加重病情。

糖皮质激素可用于维生素 D 依赖的高钙血症、肾上腺功能不全的高钙血症，以及某些溶骨性肿瘤和血液恶性肿瘤相关的高钙血症，但在其他类型的病例里少用。恶性肿瘤的体液性高钙血症最佳的治疗方式是使用抑制骨吸收的药物，包括静脉注射用二磷酸盐（唑来膦酸和氨羟二磷酸二钠），通过可逆性结合于骨，抑制骨吸收。鲑降钙素具有轻度抑制骨吸收的作用，故可能对轻度高钙血症有用。在血钙水平恢复正常后，可进行针对潜在疾病（如恶性肿瘤）的治疗。

低钙血症

高钙血症导致神经肌肉的抑制，而低钙血症则引起神经肌肉的兴奋。低钙血症的典型表现包括感觉异常（主要为手和口周的麻痹和刺痛）、通气过度、手足搐搦、肾上腺素能症状（如心动过速、发汗）、癫痫发作、低钙击面征、低钙束臂征、QT 间期延长、低血压、难治性充血性心力衰竭（CHF）、心脏肥大、牙齿畸形、胃肠吸收不良和白内障。

低钙面征和低钙束臂征可见于低钙血症且潜在性手足搐搦的患者。低钙面征因触碰由面神经支配的面部范围而诱发。阳性反应是触碰侧面部肌肉的痉挛。许多正常人也有轻度的低钙面征表现。低钙束臂征的检测是向绑于上臂的血压仪袖套里注入气体，使其压力介于收缩压和舒张压之间，持续数分钟后，如有阳性反应，则表现为腕痉挛，并记录出现的时间。

低钙血症可由多种原因导致。高钙血症可由过多甲状旁腺激素引起，而甲状旁腺激素分泌不足则可能引起低钙血症。这种情况也称为甲状旁腺功能减退，最常见的诱因是外科手术意外损伤或切除（如甲状腺切除术）。无明显诱因的低钙血症属于特发型。由于甲状旁腺激素正常情况下促进磷的排出，因此甲状旁腺功能减退症引起低钙血症的同时还伴有高磷血症。

甲状旁腺功能减退症患者出现低血钙，这是由于甲状旁腺激素对骨和肾的作用减弱。而出现高磷血症是因为甲状旁腺激素正常情况下促进肾排泄磷。当然患者的甲状旁腺激素水平显著下降。

甲状旁腺功能减退症的治疗不能使用天然的甲状旁腺激素进行常规替代治疗。因此，甲状旁腺激素对肾和骨这两个主要部位的影响将永远消失。而甲状旁腺激素对钙三醇生成的促进作用（第三个作用）可通过直接给予钙三醇和口服维生素 D 来替代。此外，通过足量钙的补充可恢复血钙水平。

合成型（1-34）甲状旁腺激素主要应用于治疗骨质疏松，而作为甲状旁腺功能减退症的潜在治疗手段目前正在进行临床试验。1-34 甲状旁腺激素的潜在优点是降低钙的排泄，但缺点包括需要皮下注射，并且与维生素 D 治疗相比花费更高。此外，1-34 甲状旁腺激素对骨骼的长期效应尚不清楚，因为现有在治疗骨质疏松方面的应用时间限制仅为 2 年。

另一种类似于甲状旁腺功能减退症的情况是机体对甲状旁腺激素的抵抗。它的临床表现与甲状旁腺功能减退症类似，但甲状旁腺激素水平反而有所升高。该情况称为假性甲状旁腺功能减退症。除了低血钙和高血磷，患者还有一些特征性临床表现：

身材矮粗、肥胖、第四掌骨短（短指）、精神发育迟缓。治疗假性甲状旁腺功能减退症同甲状旁腺功能减退症——主要使用维生素 D 类似物加补钙。

一个显而易见的问题是，饮食摄入钙不足是否会引起低钙血症？对于机体内的大多数物质（如铁、镁和维生素等），该答案是肯定的。而由于我们机体骨骼中包含大量的钙，甚至在膳食钙摄入不足的情况下，也足以维持血钙的正常。因此，由于钙摄入所致低钙血症的情况不会发生。然而，营养缺乏会导致骨的流失，引起骨质疏松。足量的钙和维生素 D 的摄入对于维持正常骨量非常重要，尤其是在骨生长速率最快的青春期。

一种判断高钙血症或低钙血症的好方法是将血清钙浓度和甲状旁腺激素水平进行作图，进而依据数值分为 4 种情况：低钙低甲状旁腺激素、低钙高甲状旁腺激素、高钙高甲状旁腺激素和高钙低甲状旁腺激素。

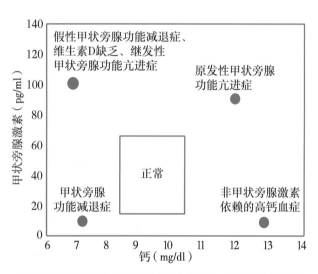

各种钙代谢异常中血清钙和甲状旁腺激素水平的相关性

骨骼

骨骼为手足四肢与包含重要脏器的体腔提供了坚实的支撑与保护，并为肌肉提供了有效的控制杠杆。此外，骨骼具有代谢功能，是一个巨大的离子储存库，包括钙、镁和磷。假如没有骨骼，我们就只是一大团在地上颤抖的有机胶质。进化的神奇之处体现在：骨骼尽管本身的重量相对较轻，但提供了巨大的支撑力量。

骨骼主要分为两种类型：皮质骨或密质骨见于管状骨（如桡骨、胫骨），小梁骨或松质骨见于椎骨和中轴骨。

骨骼并非只是支撑我们组织的坚硬结构，它还是一个被持续重构的活跃的器官。骨骼主要由基质（胶原蛋白构成的框架结构）和矿物质（钙盐沉积于基质上）构成。股骨中现今包含的分子与其 3 年前并不相同。正常来说，吸收的骨量和新形成的骨量相等，成骨细胞在骨表面形成新骨产生新基质（胶原蛋白）。骨细胞是成骨细胞由矿化基质包裹转化而来。破骨细胞是多核巨细胞，参与骨吸收。

骨质疏松

骨质疏松是指骨量（包括矿物质和基质）的减少。骨质疏松是一个重要的公共健康问题。美国每年超过 200 万例的骨折与骨质疏松相关，并涉及超过 200 亿美元的医疗花费。在超过 50 岁的人群中，1/2 的女性和 1/8 的男性会经历至少 1 次骨质疏松相关的骨折。

骨质疏松的病理机制主要是骨的形成和吸收的失衡。骨的外观结构正常，但骨量减少。正常健康状态下，形成的新骨等于吸收的骨量。骨质疏松涉及过度骨的吸收（高转换型）或过少骨的形成（低转换型）。

骨质疏松有哪些危险因素？首先，遗传因素发挥重要作用。像其他疾病，有家族史的人群更易患骨质疏松。某些种族人群具有更高的患病风险。一般来说，相较于其他人种，北欧和亚裔人群更易患骨质疏松。相反，非裔美国人在所有人种中具有最高的骨密度。超重的人群不易患骨质疏松（这至少对于超重来说是一件好事）。由于需要支持更多的重量，超重人群骨骼的骨量相较正常人会显著增加（但需要注意超重的人摔倒也会因过高的体重产生更大的机械应力）。吸烟和过度饮酒均会增加骨质疏松的危险。久坐也是一个危险因素，长期卧床的患者会丢失大量的骨质。太空科学家发现宇航员在失重的环境下骨密度会显著下降，除非他们在太空舱甲板进行日常锻炼。在长达 1 年的去火星的路途中，一个宇航员如果没有充足的运动量，在他踏上火星表面时会仅仅因为路途中的骨量丢失就发生腿部骨折（尽管火星的重力仅为地球的 0.38 倍）。

对于女性，最常见的骨质疏松原因是绝经。骨量丢失最为显著地发生在绝经后或卵巢切除后的 5 ~ 10 年，属于高转换型骨质疏松（雌激素的缺少加速骨吸收）。但是并非所有绝经后的患者均会发生骨质疏松，因此鉴别出具有患病风险的人群进行及时的干预尤为重要。考虑到雌激素潜在的健康风险以及尚有其他的治疗药物，雌激素只用于部分特定患者。拥有正常或高骨密度的绝经后女性很容易被监测（通过服用推荐剂量的钙和维生素 D）。但雌激素对某些患者仍是有效的治疗手段。

糖皮质激素是药物诱发骨质疏松最常见的诱因，而它们被应用于多种慢性疾病。由于糖皮质激素抑制骨的形成，因此所诱发的骨质疏松属于低转换型。

骨质疏松在男性较为少见，主要因为男性本身骨量就高于女性，并且不会像女性在中年出现性激素的急速下降（绝经）。睾酮缺乏（性腺功能减退）的男性可出现骨质疏松，尤其发生在成年早期。

患者 X 线片显示明显骨量减少以及发生病理性骨折（如压缩性脊柱骨折）可明确诊断骨质疏松。然而，X 线平片检查并不适用于骨质疏松的早期诊断，因为只有在有大量骨丢失的情况下才能在 X 线平片检查中精准发现。双能 X 射线吸收法（DEXA）是一种无创的、高精度和操作简单的检测方法。

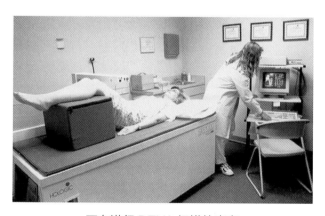

正在进行 DEXA 扫描的患者

骨密度主要检测腰椎和股骨颈，并进行绘图。所测得的骨密度值与同龄人群和年轻群体进行比较。研究发现骨密度通过与年轻人群（骨密度最高）比较，比与同龄人群比较，能更好地提示骨折的相关性。例如，一位 95 岁的老年女性的骨密度值在其同龄人中处于第 75 百分位，但仍具有显著的骨折风险，因为在这个年龄的所有人均有骨质疏松（由 DEXA 检测）。

骨密度与其他检测指标类似，呈正态分布。骨密度值大于年轻群体中第 16 百分位值（低于平均数一个标准差的数值）属于正常范围。骨密度值低

于年轻群体平均值 1～2.5 个标准差的范围属于低骨量或骨量减少，而当骨密度低于年轻群体平均值 2.5 个标准差以上（小于第 2 百分位值）则为骨质疏松。那骨量减少（低骨量）是一种疾病吗？并不一定，与大多数医学事件一样，实验室检查结果需要与特定的临床内容结合。就像并非所有人都长得高，所有人也并不是都有高的骨密度；总有一些人骨密度低于平均值。一般来说，个头越小的人骨密度越低，与其体重呈正比。骨折风险也是相对的，比如一直保持坐位或卧位的患者尽管骨密度低但也不会发生骨折。另外，只要给予足够大的外力，任何骨骼均可发生骨折。重 300 磅（136.08 千克）的职业足球运动员拥有很高的骨密度，但也会因为在比赛时相互之间的剧烈碰撞发生骨折（见"脆性骨折"部分）。

骨质疏松患者实验室检查通常正常。但是对于许多患者来说，还是需要考虑进行排除继发原因的筛查，特别是代谢性疾病。原发性甲状旁腺功能亢进症是导致可逆性骨质疏松的原因之一。

骨质疏松的治疗

骨质疏松有许多治疗手段。性腺功能减退症的患者主要进行性激素的替代治疗。首先需要明确的是：是否需要治疗。患者达到 DEXA 检查骨质疏松的标准（T 评分≤-2.5）或发生脆性骨折则需进行治疗，而骨量减少的患者（T 评分在 -1 和 -2.5 之间）则并不一定需要治疗。对于绝经后或卵巢切除后的女性，在不存在禁忌证（乳腺癌和活动的血栓栓塞性疾病）的情况下，可选择雌激素治疗，尽管由于其副作用现已较少应用。由于骨量流失在绝经后或卵巢切除后前 5 年发生最为显著，因此，绝经后或卵巢切除后及时使用雌激素会有很好的效果。患有性腺功能减退症的男性可使用雄激素替代疗法，但有禁忌情况除外（如前列腺癌）。

二磷酸盐（已在高钙血症治疗部分讨论）是磷酸类似物，通过结合于骨抑制骨吸收。二磷酸盐对骨的形成影响很小。阿仑膦酸钠、利塞膦酸盐和伊班磷酸盐是针对骨质疏松的口服用药，而唑来膦酸是静脉注射用二磷酸盐，优点是只需每年一次给药。

二磷酸盐也有一些罕见的副作用，但总的来说可以接受。其中一个罕见副作用是下颌骨坏死，其好发生于近期进行过口腔手术的患者。另一个罕见副作用是非典型性股骨骨折（AFF），其与典型的

用于治疗骨质疏松的药物

药物	用法	作用	注意事项
钙剂 / 维生素 D	口服	对于正常骨的形成是必需的	适应于所有患者（包括健康人群）
雌激素	口服或经皮	抑制骨吸收	增加乳腺癌、心血管疾病和血栓栓塞风险
二磷酸盐（阿仑膦酸钠、利塞膦酸盐、伊班膦酸盐、唑来膦酸）	口服静脉注射（唑来膦酸）	抑制骨吸收	长期使用增加食管刺激、下颌骨坏死和非典型股骨骨折的风险
单克隆抗体（狄诺塞麦）	皮下注射	抑制骨吸收	增加感染、皮疹和关节疼痛风险
特立帕肽	皮下注射	促进骨形成	禁忌用于放疗患者，最长使用 2 年
选择性雌激素受体调节剂（雷诺昔芬）	口服	抑制骨吸收	增加血栓风险
鲑降钙素	皮下注射或鼻腔喷雾	抑制骨吸收	可能具有额外的镇痛效果

骨质疏松所致股骨骨折在损伤机制、骨折部位及特征上均有差别。这一副作用风险在使用唑来膦酸时更高。口服二磷酸盐 5 年以上或静脉注射唑来膦酸 3 年后，患者已无明显获益，考虑到它们潜在的严重有害作用，应停药并进行重新评估。

鲑降钙素也可抑制骨吸收并具有镇静效应，它有皮下注射和鼻腔喷雾两种剂型。雷诺昔芬是一种合成的雌激素受体调节剂（SERM），可用于对雌激素不耐受的患者或具有雌激素应用禁忌证的患者（如乳腺癌患者）。雷诺昔芬具有雌激素抑制骨吸收的活性但无其他激素的效应，因此不能用于预防诸如血管运动性潮热的症状。SERM 也可轻度增加静脉血栓的风险。

狄诺塞麦是一种新型的单克隆抗体药（皮下注射给药），针对 RANK 配体（RANKL；抑制 RANK 可抑制破骨细胞，进而减轻骨吸收）。狄诺塞麦用法是每 6 个月注射一次。与其他免疫治疗类似，狄诺塞麦也会增加感染风险。

特立帕肽（1-34 合成的甲状旁腺激素）在许多患者中可刺激骨形成（骨质疏松治疗中唯一的促进骨形成的药物，其他都是抑制骨吸收）；特立帕肽最多使用 2 年，并且对于放疗患者有使用禁忌。用法为每日皮下注射。

补充钙和维生素 D 可推荐给所有患者以及健康人群（有证据表明单独补充钙而缺少维生素 D 实际上可能对患者有害）。骨质疏松的危险因素，包括吸烟、使用糖皮质激素、生活环境中存在高处跌倒的风险等，也应尽可能地减少或去除。

因此，由于大部分治疗骨质疏松的药物都有潜在的严重副作用，那么哪些人应该使用这些药物进行治疗？通过 DEXA 检测确诊的骨质疏松患者（T 评分≤−2.5）和发生脆性骨折的患者（不管骨密度值高低）需要治疗。而低骨量或骨量减少的患者（T 评分在 −1 和 −2.5 之间）如有骨折高风险也应进行治疗。世界卫生组织 FRAX（Fracture Risk Assessment，骨折风险评估）是一个线上工具，可推算出一个人未来 10 年的骨折概率；该工具标准化到特定大洲和种族人群，并考量除 DEXA 检查 T 评分之外的诸多危险因素（如吸烟史、饮酒、家族史、使用糖皮质激素等）。在美国，骨量减少的患者如果 10 年发生骨质疏松相关骨折概率在 20% 以上或臀部骨折概率大于 3%，则推荐进行药物治疗。需要强调的是，FRAX 评价仅作为治疗与否的推荐依据，而最终是否治疗还得由医生和患者共同决定。

维生素 D 缺乏

很多人缺少足够的日光照射，不能产生足量的维生素 D，因此轻度的维生素 D 缺乏相对比较常见，并且这些人群通常饮食上的摄入也不够。此外，一些疾病情况，如肥胖、易发维生素 D 缺乏。

骨软化症

骨软化症是一种不同于骨质疏松的钙代谢障碍。骨质疏松是钙化作用和有机基质均缺乏，而骨软化症是有机基质正常，仅钙化作用缺乏。骨软化症发生于儿童，也被称为佝偻病。

骨软化症的患者通常会出现由肋骨、脊椎和长骨骨折引起的畸形，以及蹒跚步态并伴有肌肉病变和弥漫性骨痛。放射影像学检查的典型结果为长骨、跖骨、骨盆和肩胛骨出现射线通透的区域，称作假性骨折或洛塞带（Looser zone）。

骨软化症的病因通常是由于维生素 D 的缺乏导致低钙和低磷血症。比较少见的是原发性钙和（或）磷的代谢异常所致。一些药物，如抗惊厥药，也可干扰维生素 D 的代谢导致软骨病。在低钙血症患者中，血清钙二醇水平较低而甲状旁腺激素水平增加；同时，作为骨形成标志分子的碱性磷酸酶水平也增加。

治疗骨软化症的药物包括维生素 D 的类似物（如钙三醇）、膳食钙和磷酸盐，这些药物主要调整钙、磷水平至正常。如果患者存在钙吸收不良也需进行治疗。肿瘤相关的骨软化症是一种有趣的病理情况，主要由肿瘤产生的某些体液因子所致。针对肿瘤的治疗可缓解这类骨软化症。

佩吉特骨病

最后，我们一起讨论佩吉特骨病，它主要是一种骨重构的异常。正常情况下，全身骨的形成和吸收处于平衡。但是，对于佩吉特骨病，过度骨重吸收和骨形成发生在不同部位的骨骼，导致这些部位骨的排列不规则。佩吉特骨病是一种常见的病理变化，但因无明显症状常不能及时被诊断发现。

大多数佩吉特骨病患者无症状，通常因 X 线、骨扫描或碱性磷酸酶水平升高被偶然发现。少部分患者会因佩吉特骨病的病理过程所致的疼痛就诊，进而发现骨的异常。肢体的弯曲畸形可导致疼痛、肢体缩短和步态的异常，而如果单侧肢体畸形会使正常侧承受异常分布的体重。骨关节炎是一种常见的并发症，并且与佩吉特骨病的疼痛难以区分。

由于佩吉特骨病是一种骨重构的障碍，大多数病例通过二磷酸盐（阿仑膦酸钠、唑来膦酸）的治疗可以达到满意的疗效。罕见的情况是，佩吉特骨病可转化为骨肉瘤，这是一种恶性骨病。

复习题

1. 患者，女性，57 岁，在进行常规检查时发现：血钙 10.9 mg/dl（正常范围为 8.4～10.2 mg/dl），复测为 11.0 mg/dl。血清甲状旁腺激素 PTH 水平轻度升高，为 88 pg/ml（正常范围为 6～56 pg/ml）。同时，发现血磷降低，为 2.8 mg/dl。患者无任何症状，无肾结石及骨折病史。近期 DEXA 扫描显示脊柱、股骨颈和桡骨骨密度正常。

   a. 最有可能的诊断是什么？

   b. 应该怎样治疗？

   （a）诊断最有可能是甲状旁腺功能亢进症，为女性常见病，发病率为 1/800。

   （b）该患者属于无症状型甲状旁腺功能亢进症，未达到手术指征（血钙>1.0 mg/ml，有肾结石、骨质疏松，年轻患者）。

2. 患者，女性，47 岁。因乳头状甲状腺癌接受甲状腺全切除术后急诊就诊，主诉为手和口腔周围肌肉痉挛和刺痛。查体低钙击面征强阳性，血钙 6.4 mg/dl（正常范围 8.4～10.2 mg/dl），血磷高达 4.5 mg/dl（正常范围 2.8～4.5 mg/dl）。

   a. 最有可能的诊断是什么？

   b. 初步治疗方案是什么？

   c. 长期治疗方案是什么？

   （a）最有可能诊断为术后甲状旁腺功能减退症，是甲状腺术后不可逆的并发症。

   （b）最重要的初步治疗为静脉持续补钙。

   （c）虽然甲状旁腺功能减退症可能是暂时或可恢复的，但谨慎的做法是开始治疗时使用有效的维生素 D 类似物（钙三醇）和口服钙补充剂。合成甲状旁腺素（特立帕肽）作为甲状旁腺功能减退症的治疗方法正在进行研究，但其昂贵的费用和长期副作用是潜在的问题（当用于骨质疏松症时，仅批准持续 2 年）。大多数患者很容易通过维生素 D 类似物和口服钙补充剂控制，但这种控制方式只是 PTH 作用的一部分（肾及骨骼的效应均丢失了）。

3. 患者，女性，23 岁，主因低钙血症就诊，血钙 6.7 mg/dl（正常范围为 8.2～10.4 mg/dl），离子钙同样也低。血磷 5.2 mg/dl 达正常范围上限（正常范围为 2.5～5.2 mg/dl）。体格检查提示身材矮小，150 cm，双手第三指短、均短于示指。血 PTH 是正常值的 3 倍。该患者因学业不良无法完成高中学业，且无症状。最有可能的诊断是哪一项？

a. 膳食钙缺乏

b. 假性甲状旁腺功能减退症

c. 甲状旁腺功能减退症

d. 过量摄入含磷酸盐的抗酸剂

（b）该案例为典型的假性甲状旁腺功能减退症，并伴有轻度精神发育迟缓，身材矮小，短指以及 PTH 抵抗。可通过高 PTH 水平将假性甲状旁腺功能减退症与甲状旁腺功能减退症相鉴别。膳食钙缺乏并不会引起甲状旁腺功能减退症。

4. 患者，女性，68 岁，在一次常规 DEXA 体检中发现，股骨颈 BMD 为 $0.701\,g/cm^2$，通过骨质疏松骨折预测工具 FRAX 提示该患者 10 年骨折概率为 17%（严重骨质疏松）和 4.6%（髋部骨折）。患者近 5 年无骨折病史，但她的母亲在 63 岁时髋部骨折。患者有吸烟史，但并不服用类固醇激素，也不酗酒。患者近期无任何症状，也不服用任何药物，那你对该患者除告诫戒烟，以及补钙及维生素 D 制剂外，有何其他建议？

a. 雌激素

b. 口服阿仑膦酸盐，每周一次

c. 观察

d. 狄诺塞麦

e. 特立帕肽

（b）通过 FRAX 可以看出，该患者髋部骨折概率高达 4.6%（对于 10 年内严重骨质疏松性骨折风险大于 20% 或髋部骨折风险大于 3% 的患者，建议进行药物治疗）。因此，观察（c）并不可取。雌激素（a）适应证通常为有严重血管舒缩症状的女性，通常在绝经后 5 年内使用。狄诺塞麦（d）特立帕肽（e）并不作为一线用药。

5. 患者，男性，69 岁，发现时嗜睡、神志不清。实验室检查结果：血钙 15.5 mg/dl（正常值<11 mg/dl）。患者朋友诉，该患者嗜烟如命，胸部 X 线片显示肺部明显占位。以下哪项支持肺鳞状细胞癌高钙血症的诊断？

a. 高血清 PTH，低血清磷

b. 高血清 PTH 相关肽（PTH-rP），高血清磷

c. 高血清破骨细胞激活因子，低血清磷

d. 高血清 PTH-rP，低血清磷

e. 高血清 1-25（OH）$_2$D，低血清 PTH-rP 及低血清磷

（d）该案例是由于分泌 PTH-rP 引起的恶性肿瘤的体液性高钙血症（HHM）的典型病例。尽管该肽对磷酸盐的影响不如 PTH 一样显著，但它仍具有 PTH 样作用，可导致低磷血症。（a）主要为原发性甲状旁腺功能亢进症，不太可能出现严重急性高钙血症。同时，在 HHM 疾病进程中，PTH 是抑制的。破骨细胞激活因子（OAFs）见于产生局部溶骨性高钙血症的肿瘤（如乳腺癌）。

6. 患者，男性，57 岁。主因高钙血症、高磷血症及急性肾衰竭急诊入院。患者既往 2 型糖尿病病史，现口服西格列汀控制血糖。有高血压病史，口服 ACEI 控制血压。患者无吸烟史。最近患者每天服用数量不明的抗酸剂，他的妻子在他的床头柜里发现了一瓶几乎是空的加味碳酸钙片。血清 PTH 未测到。急诊胸部及腹部 CT 未见异常。患者最有可能的诊断是什么？

a. 原发性甲状旁腺功能亢进症

b. 恶性高钙血症

c. 乳碱综合征

d. 结节病

e. DPP- IV抑制剂副作用

（c）该案例为典型的乳碱综合征病例，主要是由于过量摄入非处方钙补充剂。一些人认为，如果少量补钙是好的，那么大量补钙会更好；而另一些人认为加味片是无害的。该患者主要表现为高钙血症和肾功能衰竭，导致高磷血症。

7. 患者，男性，47 岁。主要表现为多处椎体骨折，通过双光子 γ 射线吸收法评估其骨量较低。以下哪项不是继发性骨质疏松症的原因？

a. 摄入外源性糖皮质激素

b. 不合理使用环戊丙酸睾酮

c. 摄入外源性甲状腺激素

d. 全垂体功能减退症

e. 卡尔曼综合征

（b）滥用睾酮会导致多种疾病，但不会导致骨质疏松症。如果对骨密度有影响的话，它会增加骨密度。

第7讲　生殖内分泌

让我们回顾一下上一讲所学的内容。钙离子是调节许多过程的重要离子，包括肌肉收缩、神经系统中冲动的传导和凝血，也是激素作用中重要的第二信使。因为它不是由腺体分泌的，不受垂体或下丘脑的直接控制，因此它不是"经典的"内分泌激素。

钙与血清蛋白质（如血清白蛋白）结合，但只有游离的钙或未结合（电离）部分具有生物活性。钙的主要来源是骨骼，骨骼中含有超过 99% 的人体钙储备。钙代谢的主要调节因子是由甲状旁腺产生的甲状旁腺激素（parathyroid hormone，PTH），低钙血症时甲状旁腺激素分泌增加。

钙代谢中另一种重要的激素是维生素 D。维生素 D 可以从饮食中获得，也可以通过皮肤暴露在阳光下而产生。降钙素是 PTH 的弱拮抗剂，对人体没有生物学意义。

高钙血症可由几种疾病引起。轻度高钙血症最常见是由原发性甲状旁腺功能亢进症引起，几乎没有症状。尽管拟钙剂盐酸西那卡塞（cinacalcet）对某些患者有效（但不是问题的最终解决方案），目前治疗甲状旁腺功能亢进症最有效的方法是手术。严重的高钙血症通常是由恶性肿瘤引起的，并可能导致神经肌肉抑制、精神病、昏迷，甚至死亡。恶性肿瘤导致高钙血症最常见的原因是通过分泌一种称为甲状旁腺激素相关肽（parathyroid hormone-related protein，PTH-rP）的物质。其他肿瘤可能通过分泌溶解骨的因子（破骨细胞活化因子）而产生高钙血症。维生素 D 过多也会引起高钙血症。通常在摄入口服强效药物制剂时会发生这种情况。乳碱综合征（milk-alkali 综合征）是由于摄入过多的碱性物质（例如碳酸盐）和钙，导致肾衰竭和代谢性碱中毒。

高钙血症的治疗取决于病因。原发性甲状旁腺功能亢进通常通过手术治疗。恶性肿瘤相关高钙血症的治疗包括肿瘤的治疗和骨吸收抑制剂的使用，如唑来膦酸和帕米膦酸二钠。

低钙血症会引起神经肌肉兴奋性增高，并可能导致肌肉痉挛和癫痫发作。低钙血症的一种原因是甲状旁腺功能减退症，导致体内产生的甲状旁腺激素太少。甲状旁腺功能减退症的治疗包括使用活性强的维生素 D 的类似物，如钙三醇，因为此时合成 PTH 的效力不足。假性甲状旁腺功能减退症是另一种由于组织对 PTH 抵抗引起的疾病。这些患者通常由于激素抵抗而具有特征性的临床特征和 PTH 水平升高。

骨骼是四肢的刚性支撑，有助于提供运动的杠杆，保护重要器官，同时也是钙离子和其他离子的大型储存库。它是一个不断被重塑的活跃组织。当骨的生成量少于骨的吸收量时，就会导致骨质疏松。骨质疏松的最常见原因是继发于绝经期或卵巢切除术的女性性腺功能减退症。雌激素有助于降低骨质疏松的风险，但有许多副作用。因此，是否给予雌激素要因人而异。骨质疏松的另一个常见原因是因为摄入大量的糖皮质激素。

骨质疏松最好通过一种叫作 DEXA 的特殊 X 线检查进行诊断，治疗药物包括雌激素、钙 / 维生素 D 补充剂，双膦酸盐（例如阿仑膦酸钠）、降钙素、合成的甲状旁腺激素（teriparatide）、RANKL 抑制剂（denosumab）和类雌激素药物 [如雷洛昔芬（raloxifene）]。

生殖内分泌介绍

生殖对于任何生物的繁衍都至关重要。除了对于物种繁殖以外，性器官分泌的激素在机体其他活动中也很重要。例如，性类固醇激素是正常骨骼代谢所必需的。这一讲讲的是男性和女性生殖系统的发育和内分泌功能。

如果用橄榄球队做比喻，可以把生殖系统看作是正在寻找选秀新人的球探。如果球队不招募新球员，那么老球员将退役，球队将不复存在。新的参与者确保了球员始终处于至关重要的核心地位。

睾丸功能的调节

睾丸包含两种重要的细胞类型。睾丸支持细胞是精子发生的场所，受垂体激素卵泡刺激素（follicle-stimulating hormone，FSH）的调节。另一种细胞是睾丸间质细胞（Leydig 细胞），是睾酮合成的场所。睾酮的合成受黄体生成素（luteinizing hormone，LH）的调节。与大多数反馈回路一样，促激素（LH）被终产物（睾酮）抑制，睾酮浓度升高会导致 LH 水平降低。此外还有其他较少的雄激素，例如脱氢表雄酮、雄烯二酮，但睾酮是生殖系统中主要的雄激素。男性中有一小部分的睾酮来自肾上腺皮质，在正常的成年男性中，这并不重要。

下丘脑激素促性腺激素释放激素（gonadotropin-hormone releasing hormone，GnRH）以脉冲方式（每 60 ~ 90 min）分泌时，会刺激促性腺激素（FSH 和 LH）的分泌。但是，如果连续给予 GnRH，反而会抑制促性腺激素的分泌。

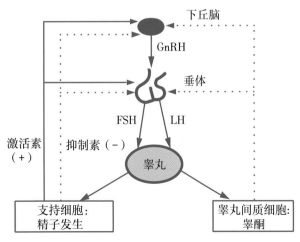

睾丸功能的调节

卵巢周期的调节

女性的生殖单位是卵细胞，包含膜细胞和颗粒细胞。许多卵泡（成群的卵细胞）在卵巢中发育，但只有一个最终发育成熟，其他的则退化。两种主要的雌性激素是雌二醇和孕酮。女性体内约 50% 的睾酮来自卵巢，其余则来自肾上腺皮质和外周组织（如脂肪）中类固醇的芳构化。雌二醇的合成分几个步骤。首先，LH 调节内膜细胞生成雄激素的前体（睾酮和雄烯二酮）。然后，雄激素在 FSH 的作用下在颗粒细胞中被芳构化为雌二醇和雌酮。这一独特的过程被称为卵巢类固醇合成的双重细胞学说。

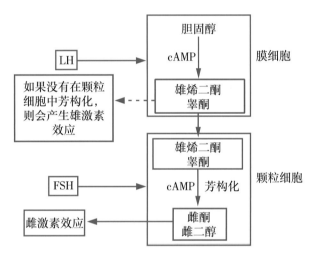

没有FSH，雄激素的分泌占优势

卵巢类固醇激素生成的双重细胞学说

卵巢周期可分为卵泡期（增生期）和黄体期（分泌期）。与男性一样，下丘脑脉冲式的分泌 GnRH 有助于促性腺激素 LH 和 FSH 的分泌。在卵泡期早期，FSH 分泌占优势，使得卵泡和颗粒细胞的数量增加。许多卵泡中只有一个卵泡最终会"成熟"排卵。LH 的分泌随之增加，导致卵泡膜细胞增殖。随着雌二醇浓度增加，FSH 的分泌减少。在此阶段，子宫内膜变厚变长，子宫颈分泌黏液，并且阴道上皮成熟（由于雌激素的作用）。随着 FSH 分泌的减少，大多数卵泡退化，但所幸有一个卵泡有足够的 FSH 受体从而存活下来，这个就是被选择排卵的卵泡。

在存活的卵泡中，雌二醇的浓度增加，尽管雌激素通常会抑制 LH 的合成，但在这种情况下会出现从负反馈到正反馈这一矛盾性的转换，使垂体 LH 分泌激增。这最终导致排卵，卵子从卵巢中排出。

然后，颗粒细胞也获得 LH 受体，开始分泌孕酮（黄体期），并形成黄体。孕酮浓度持续升高，腺体变得更长，并且水肿，雌二醇的水平仍然很高。如果卵子没有受精，黄体就会退化（黄体溶解），子宫内膜脱落（月经）。

如果卵子受精，胎盘开始分泌糖蛋白激素 β-hCG（human chorionic gonadotropin，人绒毛膜促性腺激素）。它维持了黄体激素的分泌（妊娠试验可以检测血液或尿液中的 β-hCG）。水平升高的雌激素会抑制 FSH，阻止进一步排卵。

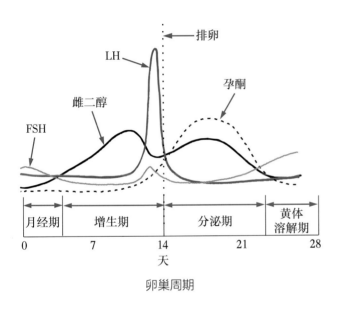

卵巢周期

性腺的分化

在胚胎发育的前 6 周，男性和女性的性腺发育是相似而无法区分的。如果携带 Y 染色体（男性），则会分泌一种特殊的蛋白质，称为睾丸决定因子，胚胎性腺就发育为睾丸。如果没有携带 Y 染色体（女性），则性腺发育为卵巢。这就是经典的"默认女性"假说。

睾丸的存在与否也决定了生殖系统内部结构的发育。睾丸的支持细胞分泌一种叫作米勒管抑制因子（müllerian inhibitory factor，MIF）的激素，它会导致米勒管（müllerian）（女性）结构（子宫、输卵管、宫颈和阴道上 1/3）消失。而在这种情况下，沃尔夫管 wolffian（男性）结构（附睾、输精管、精囊和射精管）发育。如果没有睾丸，则不会分泌 MIF，米勒管（女性）结构发育，沃尔夫管结构则退化。

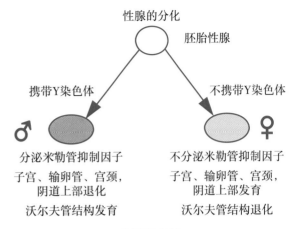

性腺的分化

外生殖器的类型还取决于功能性睾丸是否存在。胚胎大约 8 周时，外生殖器可能分化为男性外生殖器或女性外生殖器。睾丸会分泌少量睾酮，并使外生殖器分化成男性外生殖器。在没有睾丸的情况下，则发育为女性外生殖器。

性类固醇激素的作用

睾酮导致男性内、外生殖系统的分化，阴囊、附睾、输精管、精囊、前列腺和阴茎的生长，还会使骨骼肌、喉部和长骨在男性和女性中生长。雌二醇引起女性的阴道、子宫和输卵管在青春期发育成熟。这也改变了身体脂肪的分布和类型。女性脂肪多分布于髋部、臀部和大腿。典型的男性脂肪主要分布在腹部（例如啤酒肚）。

青春期

新生婴儿实际上拥有进入青春期并具有性功能所需的所有"硬件"。幸运的是，因为下丘脑 - 垂体轴（HPA）受到有效的抑制，正常情况下人们通常要到青春期才会获得性功能。在青春前期的儿童中，血液中量非常少的性激素会抑制促性腺激素的分泌。

青春期时 GnRH 受抑制程度减弱，GnRH 开始以每 60 ~ 90 min 一次的脉动方式分泌，这导致促性腺激素的分泌增加和性腺的生长。性腺发育的开始被称为性腺功能初现。GnRH 的脉冲性分泌非常重要，如果持续给予 GnRH，LH 和 FSH 的分泌反而会受到抑制。最终，性激素水平保持在成人水平，并在整个增生期保持不变。

99% 的男孩和女孩将分别在 9 ~ 14 岁和 8 ~ 13

岁开始进入青春期。那些到了13岁（女）或14岁（男）还没有进入青春期的情况被称为青春期延迟，而在8岁（女）或9岁（男）之前就开始进入青春期的被称为性早熟。

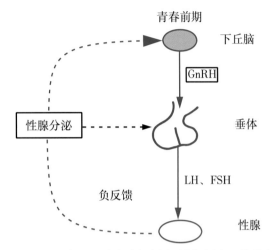

由于下丘脑对血液循环中极低水平性激素的敏感性，性激素的浓度很低

儿童期的性腺轴

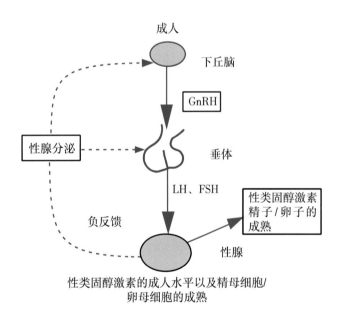

性类固醇激素的成人水平以及精母细胞/卵母细胞的成熟

成人的性腺轴

男孩和女孩最初时的瘦体重差不多。由于睾酮的影响，男性的肌肉量平均是女性的1.5倍，而脂肪是女性的一半。当然，这也存在个体差异，取决于遗传和环境因素，如饮食和运动（一些女运动员比许多男性拥有更多的肌肉、更少的脂肪）。青春期雄激素分泌增加（男性和女性）会导致声音低沉、长痤疮。性激素和生长激素导致骨密度增

加，在25岁左右达到峰值。无论男女，睾酮都会增加肌肉量。在男性中，睾酮会增加骨密度和精子生成、睾酮对其他组织，如外生殖器、前列腺和体毛的影响则需要通过5α-还原酶转化为双氢睾酮（DHT）来实现。

性激素导致生长速度快速增加，但最终会使长骨的骨骺板闭合，停止生长。由于女孩的青春期比男孩更早开始，骨骺板闭合得更快，导致女性平均比男性矮。此外，性激素对骨骺板的影响主要是由雌二醇介导的，这是女性通常更矮的另一个原因。男性骨骺融合是由于睾酮向雌二醇的芳构化。极少数芳香酶缺乏的男性可以持续线性增长到20多岁。

青春期发育阶段的Tanner分期（Tanner stages）是指发生在青春期特定的发育里程碑，阶段编号为1至5：1是指青春前期，5是发育为成人，2至4是指介于两者之间。女孩通常更早开始青春期，女孩青春期的最初迹象是乳房发育。由于上述原因，女孩的快速生长开始得更早，结束也更早。男孩青春期的第一个身体迹象是睾丸增大。

肾上腺功能初现（也叫阴毛初现）是青春期的另一个里程碑，预示着肾上腺开始雄激素分泌。这是女孩分泌雄激素的主要原因，也是腋窝和阴部大部分终毛（深色、有色），以及这些区域汗腺发育的原因（导致典型的刺激性成人体味）。终毛粗糙，有颜色，比毫毛（细小、无颜色、绒毛）有更大的生长潜力。终毛分布在头皮、眉毛上，由于循环血液中雄激素的水平和毛发敏感性的遗传差异，而在不同人身体上出现程度不同。尽管男性的毛发数量差异很大，在雄激素浓度足够的情况下，毫毛会转化为终毛。这就是为什么男性会有浓密的终毛（分布于面部、胸部和四肢）。与其他毛发相比，阴毛和腋毛似乎需要较低的雄激素浓度来进行毫毛到终毛的转化。青春期的开始导致睾酮分泌增加，阴毛和腋毛开始生长，并出现痤疮。

但是，如果睾丸激素导致终毛生长，为什么许多男性（偶尔也有女性）会随着年龄的增长而脱发？一些终毛，如头皮上的毛发，在睾酮和双氢睾酮的影响下，有去分化为微小毫毛的趋势。这是在男性中发生的男性型秃顶（雄激素性脱发）情况，但并非所有男性都会如此。这种易感性似乎是遗传性的（常染色体显性），表现为头皮毛发对睾酮和双氢睾酮的敏感性增加。这也不是男性所独有的，有些女性也会出现雄激素性脱发。非那雄胺等5α-

还原酶抑制剂可以帮助许多患者逆转毛囊的"小型化"，恢复毛发生长。

青春期延迟

另一种常见的疾病是青春期延迟，定义为男孩年龄超过 14 岁，女孩超过 13 岁，而无任何青春期表现。最常见的原因是体质性延迟，这种情况下儿童也能正常发育，只是延迟几年，最终会正常进入青春期，并达到符合其遗传倾向的身高。父母和年长的兄弟姐妹通常有类似家族史。关键在于区分是体质性延迟还是器质性疾病（如生长激素缺乏）导致的延迟。体质性延迟儿童的生长图显示早期身材矮小，最终增加到正常范围内，因此保持准确的身高和体重记录很重要——而这不需要花费任何费用。

另一项叫做骨龄（bone age，BA）研究的测试也很有用。这个简单的测试将手腕部位的 X 线片与一组正常的 X 线片进行比较。骨骼的特点是随着年龄的增长而变化，直到骨骺融合。正常情况下，骨龄等于实际年龄（chronologic age，CA）。青春期延迟者，性类固醇激素未发挥全部作用，骨龄延迟（骨龄＜实际年龄）。同理，性早熟者骨龄＞实际年龄，因此骨龄可以用来预测儿童的身高。

青春期延迟的病理原因包括垂体功能减退症［由于生长激素和（或）促性腺激素缺乏］、甲状腺功能减退症、性腺功能减退症和染色体异常。

性早熟

性早熟（precocious puberty，PP）是指女童在 8 岁前或男童在 9 岁前出现第二性征。最常见的性早熟是中枢性（"完全"或"真"）的，这意味着青春期由于 HPA 过早激活而发生。之所以称之为"真"，是因为它的发生机制与正常青春期相同，只是年龄更小。外周性（"不完全"）性早熟是由异常的促性腺激素和（或）性类固醇激素分泌引起的，而不是 HPA 的过早激活。

正如我们之前所说，青春期发育的潜力在出生时就存在，但被强大的抑制机制所控制。如果这些机制受到干扰，青春期提前开始，从而导致性成熟，具有生育力。任何破坏正常抑制反应的中枢神经系统病变都可能导致这种情况（例如脑积水和中枢神经系统肿瘤）。中枢性性早熟也可能是特发的，找不到明显的病因。

任何导致促性腺激和（或）性类固醇激素分泌增加的情况（引入外源性类固醇体激素、肾上腺功能早现、先天性肾上腺皮质增生症、分泌类固醇激素的肾上腺肿瘤、分泌类固醇激素的卵巢 / 睾丸肿瘤和分泌促性腺激素的肿瘤）都可能导致不完全或外周性性早熟。

对所有形式的性早熟来说，由于性类固醇激素在年纪小的时候开始分泌，因此会过早发生骨骼生长和骨骺闭合，导致早期身材高大但最终身材矮小（这是不可逆的）。早期的性发育显然会对儿童造成心理上的毁灭性打击。

就像体质性青春期延迟一样，儿童也可能会出现体质性青春期提前。这种情况通常有家族史，并且这些儿童常常超重。相对于他们的年龄来说这些儿童块头很大，但在生长到正常的成人身高时过早停止生长。正如这里所看到的，增长曲线看起来正常，但向左移动了 2 或 3 年（与体质性延迟相反）。

对中枢性性早熟的治疗是以某种方式"关闭"HPA。幸运的是，大自然为我们提供了一种极好的方式来实现这一点：持续给予长效 GnRH 类似物（如亮丙瑞林）时，会引起促性腺激素被抑制（GnRH 仅在以脉冲方式分泌时刺激垂体）。给儿童服用这些药物，直到适当的年龄停用，儿童即可正常进入青春期。

外周性性早熟的治疗包括定位类固醇激素过多部位（如肿瘤、先天性肾上腺酶缺陷）并对其进行治疗（如手术切除、药物治疗）。

性腺功能减退症

性腺功能减退症是指性类固醇激素缺乏。它可能是原发性的（由于性腺缺陷），也因为促性腺激素水平（来自垂体）升高而被称为高促性腺激素性性腺功能减退症。继发性（缺乏促性腺激素分泌）或三级（缺乏 GnRH）形式的性腺功能减退症被称为低促性腺激素性性腺功能减退症。

列奥纳多·达·芬奇有一幅著名的素描作品，一个人张开双臂，完美地在一个正方形内。在那时，这位才华横溢的人已意识到"理想"的人体比例，即正常人的臂展大致等于身高，上半身和下半身的比例大约是 1。

然而在性腺功能减退症的情况下，身体比例会变得异常。性类固醇激素最初会在快速生长期加速骨龄增长。虽然长骨的生长潜力有限，但性类固醇激素（主要是雌二醇，男女都有）最终会加速骨骺闭合，停止线性生长（男性的睾酮被芳构化为雌二醇，从而产生这种效应）。女孩的性类固醇激素分泌峰值比男孩早一点，导致最初女孩比男孩高（由于青春期开始得更早以及雌二醇的主要作用），但更早停止生长（因为骨骺融合得更早）。性激素分泌不足，骨龄可能会延迟一点，然而仍会在生长激素的影响下继续生长，并且由于对骨骺闭合缺乏影响，长骨长得过长，导致不成比例的长胳膊和长腿。由于胳膊过长，因此不能在正方形里，并且下半身也比上半身长。这些异常被称为性腺功能减退症或阉割状的人体比例。

对于性腺功能减退症的成年人，测量身体比例是判断问题是在青春期之前还是之后开始的一种方法。如果比例正常，则缺陷发生在正常生长停止后的成年期。

众所周知，所有中年女性都会经历卵巢功能的突然衰退，称为更年期。有学者提出，男性也会出现类似的现象，称为"男性更年期"，即男性性激素水平突然下降，但几乎没有证据表明存在此类现象。大多数男性在六七十岁仍能保持性功能和生育能力（基因突变的风险随着父亲年龄的增长而增加，尽管没有达到高龄产妇的程度）。30岁以后，睾酮水平每年下降约1%～2%。

在考虑性腺功能减退症的诊断之前，医生必须确定的确存在睾酮缺乏。一个常见的错误是下午测量睾酮，事实上这是睾酮水平最低的时候。这可能是源于我们"狩猎－采集"时代的生物程序。在那个时代最困难的工作（战斗和寻找食物）一般都在早上，所以许多人体内的激素（皮质醇、生长激素、睾酮）在那个时间都是最高的。因此应该在上午测量睾酮水平。

还记得第一讲讲性激素，性激素是与蛋白质结合到一种叫作性激素结合球蛋白（SHBG）的分子上。有些情况可以改变SHBG水平（从而改变总水平），其中最常见的是肥胖，这种情况下SHBG和总睾酮水平会降低，所以通常需要测量游离睾酮和SHBG水平。

低促性腺激素性性腺功能减退症

这种类型的性腺功能减退症（继发性缺乏）是由于GnRH（下丘脑）或促性腺激素（LH和FSH）分泌缺陷引起的。最常见的原因是卡尔曼综合征（Kallmann syndrome），这是一种与嗅觉丧失（无法闻）相关的GnRH分泌障碍疾病。可能同时伴其他的面部中线缺陷，如腭裂或一侧肾缺失。这在男性中更常见，最常见的原因是KAL-1（在X染色体上）或FGFR1（常染色体显性）基因缺陷，后者编码一种叫作嗅觉丧失的蛋白质。PROKR2和PROK2基因突变也导致这种疾病。有意思的是，卡尔曼综合征患者直到被测试时才意识到他们无法闻到气味，因为他们不理解"气味"的概念——就像让一个先天失明的人描述颜色一样，他们无法判断。嗅觉可以用超市里常见的许多东西来进行定性测量，如咖啡、大蒜、冬青树、水果提取物等。也有更复杂的嗅觉测试方法，如使用嗅觉仪，但是很少需要。

低促性腺激素性性腺功能减退症也可能是由于任何破坏垂体功能的疾病引起，如垂体功能减退症、下丘脑破坏。

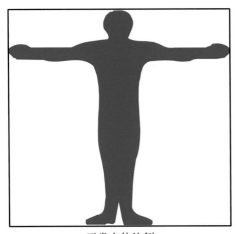

正常人体比例
臂展＝身高
上半身长＝下半身长

正常人体比例

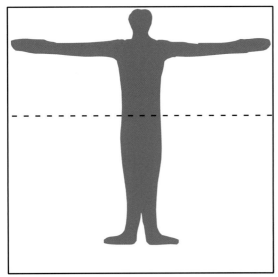

性腺功能减退或阉割状的比例
臂展＞身高
上半身长＜下半身长

性腺功能减退症（阉割状的）人体比例

低促性腺激素性性腺功能减退症的治疗取决于想要的结果。如果不需要生育，则给予睾酮（男性）或雌激素（女性）替代治疗。如果想要生育，可以通过给予促性腺激素来刺激性腺。糖蛋白 β-hCG 具有类 LH 的活性，与 FSH 一起使用。两性都可诱导生育，但由于女性生殖周期更复杂，所以女性更难受孕。或者，GnRH 可以通过皮下输注泵以脉冲方式给药来诱导垂体分泌 LH 和 FSH，但必须每 90 分钟以脉冲给药一次，因为持续给予 GnRH 反而会抑制垂体。

高促性腺激素性性腺功能减退症

高促性腺激素性性腺功能减退症是由于原发性性腺缺陷，导致促性腺激素水平高（下丘脑和垂体功能正常）。在男性中，最常见的原因是克兰费尔特综合征（Klinefelter syndrome）。该综合征患者的染色体异常，发病率为每 1 000 名男性中有 1 人发病。在女性中，最常见的原因是特纳综合征（Turner syndrome），发病率为每 2 500 名女性中有 1 人发病。其他原因包括先天性无睾症、隐睾症、性腺损伤（化疗、放疗）、性腺切除术和腮腺炎性睾丸炎，但不太常见。

患有克兰费尔特综合征的男性通常具有 47，XXY 核型（正常核型 46，XY）。睾丸通常又小又硬，没有正常功能。由于青春期睾丸激素水平不足，因此会出现阉割状的人体比例。男性患者乳房发育症（男性乳房增大）很常见，这些人患乳腺癌和其他疾病，如纵隔生殖细胞肿瘤的比例较高。患者智力正常，但一般不育。

特纳综合征是女性原发性闭经最常见的原因，与 X 染色体缺失有关（45，X），患者一般智力正常。虽然许多性腺功能减退症儿童的身材相对较高（由于骨骺融合延迟），但特纳综合征的女孩身材矮小，这是由于 X 染色体上 SHOX（short stature homeobo，身体矮小同源异型盒）基因突变导致。这种情况通常使用生长激素治疗有效，即使患者生长激素分泌正常。

患者特征性的身体异常包括身材矮小、蹼状颈、先天性心脏或肾异常、主动脉缩窄、肘外翻和其他相关内分泌疾病，例如甲状腺功能减退症、糖尿病和许多自身免疫病。

高促性腺激素性性腺功能减退症的治疗包括给予类固醇激素（雌激素或睾酮）替代治疗。因为患者没有精子或卵子生成或生成有缺陷，因此患者不可能恢复生育力。患有特纳综合征的女性可以通过接受捐赠的卵，与伴侣的精子在体外受精，然后将受精卵植入子宫成功怀孕。胎盘是一个独立的内分泌器官，可以正常发育并正常妊娠。

男性缺乏睾酮的症状

儿童	成人
性成熟异常	抑郁
青春期延迟	精力不足
身材矮小（如果与其他激素缺乏有关）	性欲减退
	肌肉量减少
性腺功能减退	勃起功能障碍

睾酮替代治疗

睾酮能被肠道有效吸收，但因为它在肝中通过首过效应很快被降解，所以口服睾酮实际上是没用的。睾酮可以与酯结合，生成一种能通过肌内注射给药的长效物质。这些睾酮酯通常每 2 周至 1 个月给药一次。可使用透皮涂抹睾酮，用每天一次的贴剂或凝胶制剂给药涂在皮肤上。睾酮衍生物能对抗肝降解，可以口服，然而这些化合物已被证明会引起肝损害，因此不建议用于治疗性腺功能减退症。

雄激素被滥用的可能性很高。不幸的是，一些力量型运动员使用了雄激素，有时剂量是正常的 100～1 000 倍。滥用这些药物会导致各种心理和生理问题，在美国和许多其他国家，非法使用雄激素是不被允许的，并被所有业余和职业体育组织禁止。

最后一个问题是，直接面向消费者的广告给人的印象是男性性腺功能减退症是一个非常普遍的问题，且有望恢复正常功能。真正的性腺功能减退症并非普遍存在，并且虽然对真正性腺功能减退症的男性进行治疗会有用，但治疗效果仍然有限。

此外，睾酮疗法不像服用维生素或能量饮料一样，它是一种对代谢有强大影响的激素，产生的影响并非都是有益的。正如前面提到的，关键是在开始时做出正确的诊断（例如，不以午后的睾酮水平做出诊断，因为此时睾酮水平最低）。睾酮可能会加重前列腺增生，造成排尿困难；还会刺激红细胞生成并可能产生红细胞增多症（血细胞比容增加），这些都会产生不良影响。此外，睾酮可能导致或加重易感个体（例如肥胖男性）阻塞性睡眠呼吸暂停。因此，使用睾酮治疗要慎之又慎。

男性性腺功能减退症的诊断必须正确。睾酮以周期性方式分泌，早上水平最高，下午睾酮处于生理性低水平；此时测量会导致错误结果，因此应该在早上测量睾酮水平。此外，应测量 SHBG 异常的患者（例如肥胖患者）中游离（未结合）睾酮水平。

雌激素替代治疗

与睾酮一样，雌二醇口服吸收良好，但通过肝首过现象迅速降解。口服微粉化雌二醇效果良好。共轭雌激素也具有较高生物利用度，可用怀孕母马的尿液制备。其他化合物包括酯化雌激素、雌酮硫酸酯哌嗪和炔雌醇。

雌激素曾经被广泛用于更年期女性，但多项研究证明服用雌激素存在风险，主要是增加了心血管和血栓栓塞性疾病的风险。因此，应非常谨慎选择雌激素治疗，并且雌激素仅用于某些适应证，如血管舒缩功能失调症状，而且仅短期使用（5 年或更短）。其他针对血管舒缩功能失调症状的治疗，如选择性 5- 羟色胺摄取抑制剂，也具有不同程度的疗效。

绝经前女性的雌激素治疗是另一回事。患有卵巢功能早衰（40 岁之前）、特纳综合征等疾病的女性应该服用雌激素，因为这可以促进骨骼健康。而患有禁忌证（如乳腺癌）的人则不能使用雌激素治疗。

没有子宫的女性可以持续单独服用雌激素。对于有子宫的女性，应给予合成孕激素（甲羟孕酮）。一种方法是在本月的前半个月服用雌激素，然后添加孕激素直到本月的最后一周，而后两种药物同时停药几天，这会使患者产生类似于自然月经的月经期，确保子宫内膜每个月都会脱落，以防因为不受抑制的雌激素刺激导致子宫内膜增生，从而致子宫内膜癌。另一种方法是连续服用雌激素和孕激素，这也减少了子宫内膜的增生，并且这种方法导致的出血量比间歇疗法更少。

雌激素也可以经皮给药。经皮给药时降脂作用较差，因为经皮给药时通过肝的雌激素较少，而肝是脂蛋白的合成部位。那些子宫健全的人也会被持续给予孕激素。

除了上述风险外，不应给有乳腺癌病史的女性服用雌激素，因为雌二醇可能会刺激肿瘤生长。对所有女性来说，雌激素给药导致乳腺癌增加的概率非常小。尽管不是绝对的禁忌证，然而有乳腺癌家族史的女性尽可能不用雌激素。对于患有活性血栓栓塞性疾病，（如最近接受抗凝治疗的肺栓塞）的患者或具有常见凝血因子 V 基因 *Leiden* 突变（对活化蛋白 C 抵抗）的患者，应避免使用雌激素，这会使患者易患血栓栓塞。

选择性雌激素受体调节剂（SERMs），例如雷洛昔芬，对骨质疏松具有保护作用。然而，这些药物对血管舒缩功能失调症状没有帮助。与雌激素一样，它们似乎会增加易感个体血栓栓塞的发生率。

男性乳腺发育症

男性乳腺发育症表现为男性乳房异常增大。当雄激素：雌激素的比例（A：E）下降时，就会出现这种情况，这可能发生在雄激素缺乏或雌激素过多的情况下。最常见的原因是青春期男性乳腺发育症。在青春期早期，睾丸类固醇的生成有利于雌激素的分泌。随着青春期的进展，类固醇合成有利于雄激素的产生，大多数情况下青春期男性乳腺发育症会消失。

由于在脂肪组织中雄激素可转化为雌激素，所以肥胖男孩也往往具有较高的雌激素水平，他们的男性乳腺发育症的发病率更高。必须将乳房脂肪沉积（乳房区域的脂肪增加）与真正的男性乳腺发育症区分开来，因为外观上的大乳房通常只是脂肪。

性腺功能减退症可能会通过降低 A：E 比例从而导致男性乳腺发育症，这在克兰费尔特综合征中很常见。成人如果患性腺功能减退症，可能会出现男性乳腺发育症（如男性因前列腺癌而接受睾丸切除术）。许多常用药物会干扰雄激素的产生并可能导致男性乳腺发育症。大麻含有具有生物活性的植物雌激素，使用它可能会导致男性乳腺发育症——这是告诉患者不要使用大麻的另一个理由。

产生类固醇（肾上腺、睾丸）或产生 β-hCG（睾丸、肺）的肿瘤可引起男性乳房发育症。肢端肥大症会导致软组织生长，这可能是另一个原因，也可能与性腺功能减退症和（或）高催乳素血症有关。

青春期男性乳腺发育症通常是自限性的、潜在的疾病（例如性腺功能减退症、生殖细胞肿瘤）应该被治疗。严重时应考虑乳房缩小成形术。克兰费尔特综合征患者乳腺癌发生率较高，应定期检查。

原发性闭经

闭经是指没有月经，它分为原发性（从未有过月经）或继发性（曾经有过但现在已经停止）。

原发性闭经的最常见原因是特纳综合征。典

型的特纳综合征（45，XO 性腺发育不全）相当常见，每 2 500 名女性中有 1 例，并且会导致原发性卵巢无功能。前文已经详细讨论了这种疾病。

米勒管发育不全是原发性闭经的另一个常见原因。顾名思义，它与米勒管结构异常有关。因为没有子宫，所以就没有月经。由于患者卵巢正常，因此第二性征正常。睾丸女性化（下文讨论）是导致原发性闭经的第三大常见原因。

继发性闭经

继发性闭经是曾经有过月经但已经停止的情况。在年轻女性中，最常见的原因是无排卵。稍后详细讨论的多囊卵巢综合征（polycystic ovary syndrome，PCOS）是育龄妇女无排卵的常见原因。在老年女性中，原发性卵巢功能衰竭（更年期）是主要原因。其他原因有下丘脑性闭经、垂体功能减退症和高催乳素血症。子宫流出道梗阻也可引起继发性闭经。这种情况下卵巢功能正常，但由于月经血流出受阻而无法月经来潮。

闭经的评估

首先要确定卵巢是否产生雌激素。虽然可以测量雌二醇水平，但要确定是否有足够雌激素的一个更简单的、动态的方法是孕激素试验。在这个试验中，给予患者合成的孕酮衍生物（甲羟孕酮）。如果有足够的雌激素，在服用孕激素几天后，子宫内膜（已被雌激素"激发"）会脱落产生月经。如果在服用孕酮几天后发生出血，这证明雌激素充足，意味着闭经是由于孕激素分泌不足（无排卵）。如果使用孕激素后没有出血，则同时给予雌激素和孕激素进行治疗。如果出血，则表明雌激素不足（如卵巢功能衰竭、下丘脑性闭经）。如果联合治疗没有出血，则可能是机械性流出道梗阻或没有子宫。

下丘脑性闭经是一种 GnRH 分泌功能异常，从而导致促性腺激素水平低下和继发性闭经。常见于心理压力大（如上大学、与伴侣分手、开始新工作）的年轻女性，通常是一种自限性疾病。神经性厌食等饮食失调会导致下丘脑性闭经以及其他严重的健康问题。低促性腺激素性闭经的其他原因还包括垂体功能减退症和高催乳素血症。

女性雌激素缺乏的后果

早期雌激素缺乏会导致阴道萎缩和性交困难（性交疼痛）。雌激素水平的降低会刺激体温调节中枢，从而导致潮热，其机制未知。雌激素突然减少（例如卵巢切除术后）的女性比那些雌激素缓慢减少（例如自然绝经）的女性更容易出现潮热。

雌激素长期缺乏会导致骨量减少和骨质疏松，这是一种高转换型骨质疏松的极常见原因。绝经后 10 ~ 15 年内大部分骨丢失。因此，绝经后尽快采用雌激素替代治疗是最有益的。

曾经认为对绝经后女性来说，雌激素对心血管有益，包括增加高密度脂蛋白胆固醇，降低低密度脂蛋白胆固醇。雌激素缺乏导致男性（中心性）肥胖增加，这比女性肥胖更容易导致动脉粥样硬化。然而，如上所述，尽管雌激素治疗会改善血脂的生化指标，但也会导致心血管疾病和血栓栓塞事件的增加。雌激素治疗应给心血管疾病风险低的女性应用，例如，血管舒缩功能障碍导致潮热的女性。即便如此，雌激素治疗也应该时间尽可能短（例如 5 年或更短）。

多毛症

多毛症是指女性终毛（有色）过多的情况。让我们回顾一下头发生长的生理过程。毫毛是"细小"的毛发，柔软、细腻、无色，雄激素刺激后转变为终毛（粗糙、有色）。除了头皮和眉毛外，终毛是雄激素依赖性的。在头皮和眉毛区域，雄激素具有相反的作用。许多男性头皮上的终毛对雄激素敏感，导致逆向转化为毫毛（前面讨论过的雄激素性脱发、男性型秃顶）。如果女性雄激素水平和（或）头发对雄激素的敏感性（由于遗传因素）足够高，也可能会发生雄激素性脱发。

女性通常只在头皮、眉毛、"肾上腺功能初现"区域（腋窝和阴部）有终毛。由于对雄激素的敏感性不同，不同人终毛的数量存在显著的遗传差异。而雄激素水平在各种族人群中是相似的。目的是排除严重的潜在疾病。

必须将多毛症（终毛过多）与男性化（有其他男性特征，如肌肉增加、声音低沉和秃顶）区分开来。男性化比单纯的多毛症更能提示内分泌疾病。

大多数多毛症病例是由于对正常水平的雄激素敏感性增加所致（家族性或特发性多毛症）。尽管实际上雄激素的水平相似，但一些种族的人会比其他种族的人的体毛更多。任何导致雄激素与雌激素比例增加的内分泌失调都可能导致多毛症，包括男

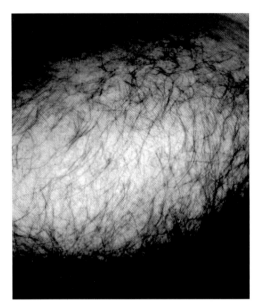

男性化卵巢瘤继发的严重多毛症（彩图见书后）

性化肾上腺和（或）卵巢肿瘤、先天性肾上腺增生和 PCOS。

　　多毛症的治疗包括治疗可能存在的基础疾病。许多药物可用于治疗多毛症。一类药物是抗雄激素药物，能阻断睾酮与其受体的作用，最常用的是醛固酮拮抗剂 / 利尿剂螺内酯（较新的药物依普利酮没有这种作用）。此外，口服避孕药可以通过增加雌激素水平来降低雄激素与雌激素的比例。DHT 的生成还会因为 5α- 还原酶抑制剂（例如非那雄胺）而降低，从而减少终毛。所有这些药物都会对胎儿产生不良影响，因此要明确该妇女没有怀孕。局部外用药物依氟乌氨酸可抑制毛囊发育所必需的乌氨酸脱羧酶。

　　多毛症的美容治疗包括简单地剃须或漂白头发。有多种方法可以去除毛发（脱毛）。电解脱毛利用电流永久破坏毛囊，可能需要进行多个疗程。激光脱毛在治疗多毛症中也有广泛前景。蜜蜡脱毛虽然使用较为普遍，但如果反复使用，实际上可能会增加刺激并使疾病恶化。

多囊卵巢综合征（PCOS）

多囊卵巢综合征是一种常见的慢性无排卵障碍，导致雌激素分泌增加和不孕。要理解这种疾病，请记住我们之前讨论过的雌激素生成的双细胞概念。LH 主要刺激卵泡膜细胞，也是胆固醇合成雄激素的场所。在 FSH 的影响下，雄激素在颗粒细胞中被芳构化为雌激素。

　　患有多囊卵巢（PCO）的妇女在生殖周期中有点陷入"时空错位"，她们的卵巢拼命地排卵，试图打破这个恶性循环。如果卵巢不排卵，FSH 处于较低水平，因此雄激素的分泌占优势。相反，增加的 LH 水平会导致更多的雄激素生成。除非这个循环被打破，否则问题将一直存在。

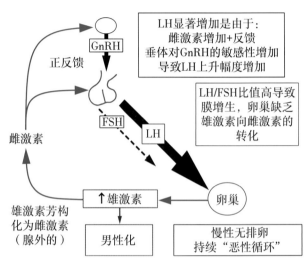

多囊卵巢综合征

　　多囊卵巢综合征女性的典型表现为慢性无排卵、"男性"肥胖、高胰岛素血症和高雄激素血症。这些因素存在的程度不同，例如，并非所有女性都肥胖。有些人只轻微的多毛，而多毛症在人部分病患中是相当严重的。

　　男性肥胖通常由于胰岛素受体作用缺陷导致高胰岛素血症（胰岛素抵抗），从而导致葡萄糖耐受不良和 2 型糖尿病。而高胰岛素血症可能增加雄激素的产生，使问题恶化。反过来，雄激素过多可能会损害胰岛素的作用，导致另一个恶性循环。

　　男性脂肪具有代谢活性，使雄激素芳构化为雌激素，因此肥胖也对此有影响。高雄激素血症本身会损害胰岛素的作用，使多囊卵巢综合征一直进行恶性循环。

　　多囊卵巢综合征的治疗取决于对预后的期待。如果女性想要孩子，就必须诱导排卵。通常使用的药物为雌激素激动剂氯米芬。这种化合物有效地抑制了雌激素的作用，并允许促性腺激素正常分泌，使卵巢正常排卵。如果不起效，可以使用其他代替药物，如 FSH。胰岛素增敏药物，如二甲双胍和噻唑烷二酮类（TZDs），理论上讲可以通过降低胰岛素抵抗来改善症状，因此被用于对其他治疗没有反应的严重胰岛素抵抗患者。

如果患者对生育没有要求，可以在每月月底给予孕激素以诱导月经。这种治疗是必需的，因为子宫内膜具有增生性，如果不定期脱落，就有转化为子宫内膜癌的高风险。多毛症可用上述方法治疗。减肥也可以改善高胰岛素血症，改善肥胖妇女的症状。

性发育障碍（DSD）

赫马佛洛狄忒斯是古希腊神话中的一个人物，是赫尔墨斯和阿佛洛狄忒之子。众神将他的身体与一位爱他的仙女结合在一起，形成了一个雌雄同体的个体。"雌雄同体"一词一直存在，用来形容阴阳人，但真正的雌雄同体［卵睾丸性发育障碍（DSD）］是一种极其罕见的情况，即在同一个人中同时存在卵巢和睾丸组织。假两性畸形中较为常见的是表型（外观）与遗传性别相反。例如，一个女性假两性个体有 46，XX 染色体（女性）核型但看起来是男性。一个男性假两性个体看起来是女性，但却有 46，XY 染色体（男性）核型。女性的最常见的病因是有 21α- 羟化酶变异的先天性肾上腺增生，我们在第 4 讲中讨论过。男性的病因包括先天性肾上腺增生的女性化和睾丸女性化。

"性发育障碍（DSD）"这一术语已被建议取代"假两性""雌雄同体"和"阴阳人"等让人困惑甚至带有贬义的词语。

外生殖器和内生殖器的分化是高度可变的，DSD 患者多数时有模棱两可的外生殖器。唯一例外的是睾丸女性化，这是原发性闭经的一个相对常见的原因，女性患有（46，XY）DSD（旧称为男性假两性畸形）。这些女性实际上基因型为男性（46，XY），但缺乏睾酮受体，使得器官对雄激素不敏感，从而导致雄激素抵抗综合征。由于睾酮不起作用，沃尔夫管（男性）结构缺失；由于睾丸生成 MIF，米勒管（女性）结构（子宫，输卵管，阴道上部）也缺失。在整体外形中缺乏男性化特征，导致正常的女性外观。事实上，在典型的病例中，直到发现原发性闭经，才会怀疑内分泌紊乱。一名睾丸完全女性化的跨栏女运动员在许多年前就因为 46，XY 染色体核型而被取消了奥运会资格，尽管她看起来是一名正常女性，而且这种异常并没有使她比其他女性有竞争优势。睾丸完全女性化的女孩只有毫毛（头皮和眉毛除外，它们不依赖雄激素转化为终毛）。由于雄激素作用减弱，

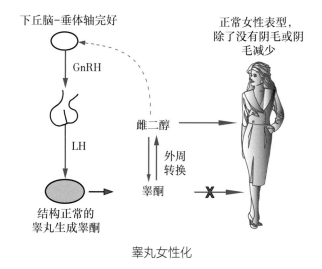

下丘脑-垂体轴完好

GnRH

LH

结构正常的睾丸生成睾酮

雌二醇

外周转换

睾酮

正常女性表型，除了没有阴毛或阴毛减少

睾丸女性化

她们通常不会像同龄人那样遭受痤疮的折磨，而且她们的声音可能比其他女孩的音调更高，她们可以像女人一样过正常的生活（当然，除了不能生育）。

你可能想知道，这些人没有卵巢，是如何产生足够的雌激素？来自睾丸的睾酮在外周组织（如脂肪）芳构化为雌二醇。因此，他们的雌激素水平处于女性正常的范围内。

这些女孩有正常的女性外表，因此被当作女孩抚养成人。她们应该总是被认为是女性，因为这是她们的外观，而不应参考她们的遗传核型。告诉这些女孩她们其实是男性是不合适也不合乎逻辑的，可能会导致其严重的心理问题。

隐睾有较高发生恶性肿瘤的风险，应在成年时切除。如果切除了隐睾，在平均绝经年龄之前必须补充雌激素，因为此时雌激素的来源将不复存在（育龄妇女雌激素缺乏可能导致健康问题，如骨质疏松症）。由于没有子宫，显然月经不会发生，所以没必要给予孕酮。阴道只有下段且为盲袋阴道。通常情况下，用较大的模具慢慢扩张阴道使阴道足够长时可以进行性交。但在某些情况下，可能需要进行重建手术。

另一种不太常见的类型是 5α- 还原酶缺乏型（46，XY）DSD。虽然睾酮本身对男性青春期时的许多组织有直接影响（增加肌肉量、声音变深、生长突增等），但外生殖器和毛囊需要睾酮转化为双氢睾酮。

在这种疾病中，由于睾酮不能转化为双氢睾酮，患者的生殖器是女性生殖器或模棱两可。如果

发现得早，可将 DHT 局部应用于生殖器区域，使生殖器有实质性的生长（尽管仍然需要一些矫正手术）。如果未被早期发现，儿童可能被当成女孩抚养，产生严重问题。在阴毛初现时，睾酮水平的增加，导致男性第二性征的出现（除了面部毛发生长和生殖器发育减少）。在缺乏专业医疗护理的社会中，这种青春期"由女性向男性"的转变可能会让临床医生感到困惑。

复习题

1. 17 岁男性表现为男性乳腺发育和性成熟减少。检查发现这是个高个子男性（身高 72 英寸，即 183 厘米），臂展大于身高。他有中度双侧男性乳腺发育，睾丸小，每只睾丸容量为 5 ml（正常 25 ml）。上午血清睾酮浓度很低，血清 FSH/LH 升高数倍。甲状腺和其他常规血清检查均正常。最可能的诊断是：

   a. 卡尔曼综合征

   b. 克兰费尔特综合征

   c. 垂体功能减退症

   d. 腮腺炎性睾丸炎

   （b）这是克兰费尔特综合征的典型表现，表现为性腺功能减退症、男性乳腺发育、睾丸小和促性腺激素升高［在卡尔曼综合征中促性腺激素较低（a）］。垂体功能减退症（c）可能导致身材矮小。鉴于所有儿童都接种了疫苗，腮腺炎不太可能发生。而且，它也不会导致儿童性腺功能减退。

2. 16 岁女孩原发性闭经。她发育正常，在学校和体育方面都表现出色。她身高 69 英寸（175 厘米），体重 141 磅（64 千克）。她有正常的女性第二性征，检查正常，除了腋窝和阴部没有终毛。无法触诊卵巢或子宫，盲袋阴道，看不到子宫颈。最可能的病因是：

   a. 特纳综合征（Turner syndrome）

   b. 垂体功能减退症

   c. 先天性肾上腺皮质增生症

   d. 雄激素抵抗综合征（睾丸女性化）

   e. 子宫流出道梗阻

   （d）这是一个完全雄激素抵抗或睾丸女性化综合征的典型表现，为（46，XY）DSD（性分化异常疾病）。诊断的关键是正常的女性习惯、子宫/卵巢缺失，以及终毛缺乏（头皮和眉毛除外）。患有特纳综合征的女孩（a）身材矮小，性功能发育不正常，与垂体功能减退症相同（b）。先天性肾上腺皮质增生症有女性化形式（c），但不会有完全正常的女性外观。子宫流出道梗阻（e）在这个年龄的女孩（处女膜闭锁）很容易通过盆腔检查诊断。

（康继宏）

第8讲 脂质代谢紊乱

回顾

上一讲我们学习了生殖系统的生理功能。睾丸有两类主要的细胞类型：一类是支持细胞，不同发育阶段的生精细胞都依附于其上，这类细胞是精子发生的场所，受卵泡刺激素（FSH）的调节。另一类是间质细胞，受黄体生成素（LH）的调节，分泌睾酮。下丘脑脉冲式分泌促性腺激素释放激素（GnRH）使得垂体产生稳定的、适当水平的 FSH 和 LH。矛盾的是，若持续给予 GnRH，促性腺激素分泌则会减少。

卵巢功能的调控要更为复杂。女性生殖系统的单位是卵子，包含卵泡膜与颗粒细胞。在每个周期中，卵巢中会有许多卵泡发育，但通常仅有一个卵泡能够发育成熟。

卵巢的生理周期可分为卵泡期和黄体期。在卵泡期，在垂体 LH 分泌高峰下雌二醇水平增加，从而导致排卵。在黄体期，黄体形成，黄体酮的分泌随之增加。若排出的卵未能受精，黄体退化，子宫内膜剥脱出血，进入月经期。而如果受精发生，胎盘开始分泌 β- 人绒毛膜促性腺激素（β-hCG）辅助维持黄体存在所需的激素水平，这对妊娠而言是必需的。

对于女性而言，主要的性激素是雌二醇和孕酮。女性体内的雄激素大部分来自卵巢，其余来自肾上腺皮质和其他内源性途径（例如外周脂肪组织的芳香化酶进行芳构化反应从而产生雌激素）。卵巢的两种细胞，分别主导两种类固醇激素生成，雄激素主要由卵泡膜细胞产生，而雌激素则由颗粒细胞产生（即卵巢类固醇激素生成的"双细胞"概念）。

在胚胎发育的前六周，男性和女性的性腺发育是相似而无法区分的。如果是携带 Y 染色体，胚胎性腺发育为睾丸；而如果仅携带 X 染色体没有 Y 染色体，胚胎性腺则发育为卵巢。内生殖器与外生殖器的发育过程也是如此。如果出现睾丸，则男性内生殖器与男性外生殖器继续发育。相反，如果不存在睾丸的发育，则形成女性内生殖器与女性外生殖器。这即是经典的"默认女性"假说。

青春期是一个涉及下丘脑 - 垂体轴的复杂的过程。进入青春期发育所必需的所有机制在出生时就预先存在，但处于更为强大的抑制机制的控制之下。通常，女孩比男孩要更早进入青春期；约 99% 的女孩和男孩分别在 13 岁和 14 岁开始进入青春期。对于青春期而言，肾上腺分泌睾酮至关重要，这种激素活动被称为肾上腺功能初现。

青春期延迟在大部分情况下都不是病理性的，只是一种正常的变异（称为体质性青春期延迟）。将腕关节的 X 射线检测与大样本平均所得的正常标准相比较，从而评估骨骼成熟度被称为骨龄研究，有助于评估进一步发育成长的潜力；骨龄延迟意味着具有更多的发育潜能。而另一方面，青春期延迟的病理原因包括垂体功能减退症和性腺功能减退症。

与青春期延迟相反的是性早熟。和青春期延迟一样，它通常只是一种正常的变异。但是，病理性性早熟会最终导致成人身材矮小，这是由于骨骼早期暴露于过高的性类固醇激素内环境中，致使骨骺板过早融合。

性腺功能减退症可能是原发性或继发性的。在骨骼完全成熟前就出现性腺功能减退症的人，会由于缺乏性激素（主要是雌二醇）对骨骺融合的影响，从而表现出所谓的性腺功能减退症（阉割状）的征象，如手臂和腿的长度不成比例。相反，在骨骼完全成熟后发生的性腺功能减退症则不会改变骨骼的比例。

由于促性腺激素水平下降，引起的性腺功能减退症被称为低促性腺激素性性腺功能减退症，是原发性性腺功能减退症。克氏综合征（Klinefelter syndrome）是男性高促性腺激素性性腺功能减退症最常见的病因。而特纳综合征（Turner syndrome）是女性高促性腺激素性性腺功能减退症的常见原因。性腺功能减退症可以通过补充睾酮和雌激素进行治疗，能够较好地恢复第二性征（但通常不能生育）。

闭经（无月经）是女性的常见病。原发性闭经是指女性从未有过月经期，最常见的原因是特纳综合征。继发性闭经则是曾经有过月经，但现在已经停止，最常见的原因是无排卵。闭经可以通过服用激素来动态评估子宫内膜的功能状态。服用孕酮衍生物后恢复月经表明雌激素过高（例如无排卵）。服用雌激素和孕激素后发生月经，表明没有足够的雌激素作用（如卵巢功能衰竭）。而如果雌激素和孕激素合用时仍没有出血，则表明子宫缺失或机械性流出道阻塞。

对于所有女性而言，在更年期通常会发生雌激素缺乏，并且会带来许多有害的影响。雌激素缺乏的女性具有更高的骨质疏松的风险。雌激素曾被认为对心血管有益，然而，目前的研究表明恰恰相反，对于绝经期妇女，仅仅建议对具有严重血管舒缩症状，以及心血管风险较低的人群补充雌激素，并且对这一部分人而言，也仅在较短的时期内（5 年或更短）补充。

多囊卵巢综合征是一种常见的无排卵疾病，与多毛症（面部毛发增多）、胰岛素抵抗和不孕有关。多囊卵巢的患者通常肥胖，具有更高的 2 型糖尿病风险；并且胰岛素抵抗与高雄激素血症似乎是相互关联、影响的。

脂类

脂类是一类天然分子，包括脂肪、甘油三酯、磷脂、蜡脂、甾醇、脂溶性维生素等。尽管缺乏下丘脑 - 垂体系统的魅力，脂类为机体提供多种重要功能，其中最重要的功能是形成机体的能量储存库，把大量能量储存在 1 个小组件中（1 g 脂肪氧化产能 9 kcal，而 1 g 碳水化合物只有 4 kcal）。甘油三酯（由 3 分子脂肪酸和 1 分子甘油酯化而成）是主要的脂肪储存形式。与糖原分子相比，甘油三酯致密、疏水，所占的空间容积更小。一些鸟类能够一次不停地飞行数千英里，正是因为它们储存了超大且热量高的脂肪。例如，非肥胖成年人的脂肪含量约为 11.5~16 kg（25 ~ 35 lb），以 9 kcal/g 的储能密度来算，全身储存的能量大约是 100 000 ~ 150 000 kcal，假如一天消耗 2 000 kcal，那么这些能量可以维持 50 ~ 75 天。

此外，脂类还是细胞膜的重要结构成分（即磷脂）。胆固醇虽然不能提供能量，但在类固醇激素的合成和甘油三酯的代谢中有着重要作用。胆汁酸来源于胆固醇，可作为乳化剂促进非极性分子溶解。

脂类还可通过激活 G 蛋白偶联受体或者核受体，在信号传导中起至关重要的作用。已有多种不同的脂类分子被证实为信号分子和细胞信使。

脂类代谢虽然不是一个"经典"的内分泌系统，但它与内分泌疾病密切相关，同样，内分泌紊乱也会明显影响脂类代谢，因常常由内分泌专家进行诊治。例如，许多脂类代谢紊乱与 2 型糖尿病和代谢综合征相关。

脂蛋白

脂类是典型的疏水性有机分子，不溶于水，其自身无法在血液中自由运输，因此，它们需要某种"载体蛋白"的协助（和许多激素一样）。脂蛋白是在血浆中运输这些疏水脂类分子的载体蛋白。脂蛋白，准确地说是指脂蛋白复合物，它们由一非极性脂类内核（甘油三酯和胆固醇酯）和另一更极性的外壳（胆固醇、磷脂和载脂蛋白）组成。

人体存在 4 种主要的脂蛋白复合物，包括乳糜微粒（CM）、极低密度脂蛋白（VLDL）、低密度脂蛋白（LDL）和高密度脂蛋白（HDL）。

与其他脂蛋白相比，乳糜微粒是体积最大，但也是密度最小的脂蛋白（有点像我们太阳系"气态巨行星"的木星或土星），主要由甘油三酯组成（90%），因此能量储量丰富。食物中的甘油三酯在肠道消化吸收后，以乳糜微粒的形式从肠道运输到淋巴管，通过淋巴液运输进入血液。乳糜微粒漂在血浆顶部形成一层白色的"奶细层"。脂蛋白脂肪

甘油三酯分子

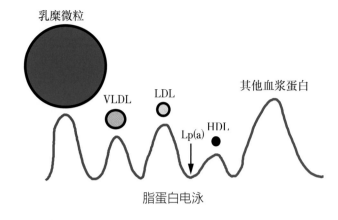

脂蛋白电泳

酶（lipoprotein lipase）将乳糜微粒中的甘油三酯去除，产生甘油三酯和乳糜微粒残粒。如果脂蛋白脂肪酶缺陷，就会造成严重的高甘油三酯血症。

VLDL 的体积仅次于乳糜微粒，主要是由甘油三酯组成，但它的甘油三酯含量少于乳糜微粒。VLDL 在内源性甘油三酯通路中至关重要，例如将肝合成的甘油三酯输送血液。和乳糜微粒一样，脂蛋白脂肪酶能将 VLDL 水解，形成中间密度脂蛋白（IDL）和甘油三酯。

LDL（也叫做 β- 脂蛋白）富含胆固醇，是VLDL 的降解产物。与乳糜微粒和 VLDL 运送甘油三酯进入淋巴液来供能不同，LDL 则是将胆固醇运输到外周组织。LDL 比 VLDL 和乳糜微粒小得多，可以与 LDL 受体结合。LDL 胆固醇的增加与早期动脉粥样硬化相关，因而常被称为"坏的"胆固醇。

HDL（也叫做 α- 脂蛋白）体积最小，只含有20% 的胆固醇，其余是磷脂和载脂蛋白。HDL 是密度最大的脂蛋白，对清除外周组织中多余的胆固醇很重要。这种"好的"脂蛋白的含量升高与动脉粥样硬化发病率的降低有关，而 HDL 含量降低则会提高动脉粥样硬化的发病风险。有些人遗传性地缺乏高密度脂蛋白，这类人群更易发生动脉粥样硬化。

载脂蛋白（apoliprotein）是脂蛋白复合物结构中的小的蛋白质成分。有些载脂蛋白作为配体（结合位点）受体，有的则起辅酶因子的作用，还有的则保证了脂蛋白复合物的结构完整性。人体中存在5 类载脂蛋白：A、B、C、D 和 E。

apo-A 载脂蛋白是高密度脂蛋白的主要成分，其次也是乳糜微粒和 VLDL 的成分。除了 HDL 之外，所有的脂蛋白都含有 apo-B。主要的载脂蛋白是 apo-B-100，它是 LDL 与细胞受体结合的配体。含有 apo-B-100 的脂蛋白（如 LDL）过多对机体健康是不利的，因为这些分子容易导致动脉粥样硬化。而HDL 不含 apo-B，因此 HDL 可抗动脉粥样硬化。

apo-C 载脂蛋白是 VLDL 和乳糜微粒的主要成分。apo-D 只存在于 HDL，有助于将胆固醇从HDL 转运到富含 apo-B 的脂蛋白（如 LDL）上以交换甘油三酯。之后胆固醇被肝摄取利用。apo-E是 VLDL、乳糜微粒残粒和 IDL 的受体配体。

脂蛋白（a）[即 lipoprotein（a）或 Lp（a）]是一种独特的脂蛋白，包含与蛋白质、载脂蛋白（a）连接的 LDL。Lp（a）可抑制血栓（凝块）溶解，并且可诱发动脉粥样硬化。其含量过高与早期动脉粥样硬化的发生有关。Lp（a）增高的患者对药物治疗的反应通常较差，烟酸似乎是最好的治疗方法。

人体如何获得脂质

甘油三酯和胆固醇可从饮食（外源性脂质）或脂质含量丰富的脂蛋白降解（内源性脂质）获取。另外，人体可从更小的分子合成胆固醇。从肝胆排泄到小肠中约有一半的胆汁酸被重吸收，以再次合成胆固醇。

在外源性脂质来源途径中，膳食中的胆固醇由肠道吸收，融入主要由甘油三酯组成的乳糜微粒中而进入淋巴系统，再进入血液。在血中，乳糜微粒被脂蛋白脂肪酶分解为甘油三酯和乳糜微粒残余物，乳糜微粒残余物含有胆固醇酯。然后肝摄取乳糜微粒残余物并分离释放出胆固醇。

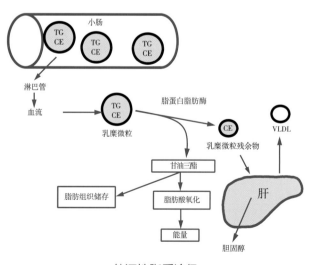

外源性脂质途径

TG，甘油三酯；CE，胆固醇酯；VLDL，极低密度脂蛋白。

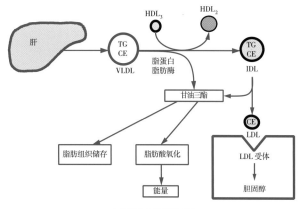

内源性脂质途径

TG，甘油三酯；CE，胆固醇酯；LDL，低密度脂蛋白。

在内源性途径，从肝中分泌富含甘油三酯和胆固醇的极低密度脂蛋白，在脂蛋白脂肪酶的作用下转变成甘油三酯和中密度脂蛋白（IDL）。高密度脂蛋白（HDL）也参与了这一过程。IDL 进而转变为 LDL，被表达有 LDL 受体的组织摄取吸收。

胆固醇也可以通过一系列复杂的反应由乙酸盐制得。最重要的步骤是通过 HMG-CoA 还原酶将 HMG-CoA 转化为甲羟戊酸。胆固醇水平升高反馈性抑制 HMG-CoA 还原酶，从而减少胆固醇的合成。

高密度脂蛋白胆固醇在胆固醇逆转运途径中很重要。新生的高密度脂蛋白颗粒由肝和肠道细胞合成和分泌。载脂蛋白结合这种未成熟的高密度脂蛋白，并且从细胞中获取游离胆固醇，进一步形成更小的且胆固醇含量更低的球形高密度脂蛋白

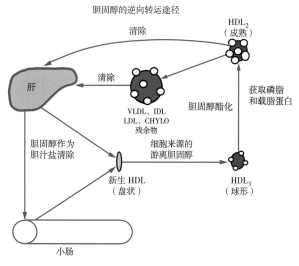

胆固醇逆向转运途径

VLDL，极低密度脂蛋白；IDL，中密度脂蛋白；LDL，低密度脂蛋白；CHYLO，乳糜微粒。

（HDL₃）。在卵磷脂 – 胆固醇酰基转移酶（LCAT）的作用下，胆固醇附着在这种 HDL$_3$ 上，胆固醇分子变得更加非极性，导致向微粒中心迁移并使微粒变大。伴随着载脂蛋白、胆固醇以及 VLDL 脱脂化产生的磷脂的转移，最终形成了成熟的 HDL 微粒（HDL$_2$）。过量的胆固醇转移到富含 apo-B 的载脂蛋白上（LDL、VLDL、IDL 和乳糜微粒残粒），它们在肝中清除胆固醇，并以胆汁盐的形式排出多余的胆固醇。HDL 水平低的患者经此途径的胆固醇清除减少，增加了动脉粥样硬化的风险。

原发性与继发性血脂异常

原发性血脂紊乱是遗传性疾病，可能的原因包括特定基因的突变（如原发性高胆固醇血症），或是多基因疾病［如家族性复合高脂血症（FCHL）］。

Fredrickson 分类法是原发性高脂血症的经典分类方式，它是根据离心后试管中血清的外观（表型）来描述脂质紊乱。虽然有些奇怪，但这种简单的方法在原发性脂质紊乱的分类中仍然非常有用，并且至少对了解最常见的脂质表型十分有用。虽然你可能不会在试管中观察血清（除非你成为临床化学家），但这些概念有利于从病理生理学层面理解疾病。需要提及的是，Fredrickson 分类表型可能涉及原发性或继发性血脂异常，但不涉及病因。

Fredrickson 分类法看似艰深难懂，但掌握它并不难，只要了解脂蛋白在血清中的样子。乳糜微粒是密度最低的脂蛋白，因为含有大量的疏水的、分子大部分为甘油三酯，总是浮在血浆的顶部，也就是最上端，而且外观呈乳浊的牛奶状（想想"气态巨行星"的比喻。如果有足够大的水域可以容纳土星，那么土星就会浮在水面上）。VLDL 密度比乳糜微粒大，不会浮在最上层，而会与底层混合，但 VLDL 也含有大量的甘油三酯，因而也会呈现较为浑浊的外观。HDL 和 LDL 外观澄清的，肉眼观察几乎无法与正常的血浆区分。

继发性血脂异常通常是由干扰脂蛋白代谢的疾病引起的，也可以根据 Fredrickson 亚型进行分类；一些继发性高脂血症比原发性高脂血症更常见。常见的继发性疾病是Ⅳ型或Ⅴ型高脂血症，并伴有胰岛素抵抗和 2 型糖尿病。甲状腺功能减退也是一个非常常见的诱发因素，可能导致显著的 LDL 升高（Ⅱa 型）。

最常见的原发性血脂异常是 FCHL（Fredrickson

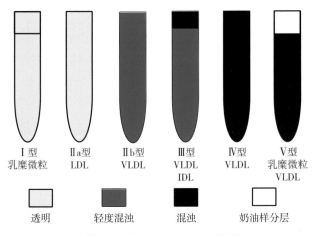

| I 型乳糜微粒 | II a 型 LDL | II b 型 VLDL | III 型 VLDL IDL | IV 型 VLDL | V 型 乳糜微粒 VLDL |

透明　　　轻度混浊　　　混浊　　　奶油样分层

高脂血症的 Fredrickson 分型

II b 型），发病率约为 1/100。其典型表现为甘油三酯（VLDL）和 LDL 胆固醇的中度升高。动脉粥样硬化的发生率增加；家族性 CHD 病因中，FCHL 占 1/3 ~ 1/2，CHD 早发病例中，FCHL 占 10%。II b 型表型也可作为继发性血脂异常（通常伴随糖尿病）发生。

家族性高胆固醇血症（Fredrickson II a 型）是另一种常见的血脂异常。杂合子（+/−）状态最为常见（1/500），导致 LDL 升高，并且在 40 ~ 50 岁发生典型的冠状动脉疾病。纯合子（+/+）状态发生率为 1/1 000 000；LDL 水平明显升高，冠状动脉疾病通常从 10 ~ 20 岁开始出现。II a 的主要类型是由 LDL 受体的遗传缺陷引起的，导致 LDL 增加和动脉粥样硬化。与大多数血脂异常一样，可能出现继发性因素，II a 型最常见的继发性因素是甲状腺功能减退症。

对 II a 杂合型患者，药物治疗或许有效。然而，纯合子对传统药物治疗的反应性很差，因为只存在很少的功能性 LDL 受体；肝移植提供了这些功能性受体，为延长纯合子个体的生命提供更多机会。一些患者可能会接受脂质单采术治疗，即将血清中 LDL 去除；这种手术需要几个小时，必须每 2 周或 3 周进行一次，而且只有大型医疗中心的某些脂质异常临床中心才能进行。新药洛美他派（lomitapide，一种微粒体甘油三酯转移蛋白抑制剂）在美国已经批准用于成年的纯合子家族性高胆固醇血症患者。米泊美生是另一种抑制 apo-B 基因表达的新药，需要每周皮下注射。

家族性高甘油三酯血症（IV 型高脂血症）也是一种常见的疾病，发病率约 1%。这种疾病由于机体的 VLDL 升高而导致中度至重度高甘油三酯血

症。引起 IV 型高脂血症的最常见继发原因是 2 型糖尿病，因为胰岛素在甘油三酯的清除中发挥重要作用，胰岛素作用受损可以导致甘油三酯清除率降低，从而导致高甘油三酯血症。

乳糜综合征或 V 型高脂血症是由于 VLDL 和乳糜微粒的积累增加而导致的严重的高甘油三酯血症。它是一种罕见的原发性脂质紊乱疾病，通常与继发性原因（如 2 型糖尿病或糖皮质激素的使用）有关。

脂蛋白的表型并不总是固定不变的，它可能会从一种表型转变到另一种表型。例如，控制不佳的糖尿病患者经常从 IV 型转变成 V 型，并在糖尿病控制后再次转变。

高脂血症的身体表现

高脂血症患者有许多临床表现。严重的高胆固醇血症患者胆固醇积聚可见肌腱黄色瘤（肌腱增厚的区域），常见于伸肌腱（如手、髌骨和跟腱区）。它们有时会在胆固醇水平正常后消失。发疹性黄色瘤也常见于严重的高甘油三酯血症患者，常见于臀部和手臂以及腿的伸肌表面，是高甘油三酯血症患者中常见的脓疱性病变。

角膜弓是位于眼睛角膜缘附近外角膜上的白色带。在老年个体中出现是正常的，但在青年患者中提示可能存在高胆固醇血症。

黄斑瘤是眼睑附近的淡黄色斑块。通常见于高胆固醇血症的患者，但由于一部分黄斑瘤患者并不伴随脂质紊乱，因此它是非特异性的。

严重的高甘油三酯血症（通常指 3 000 mg/dl

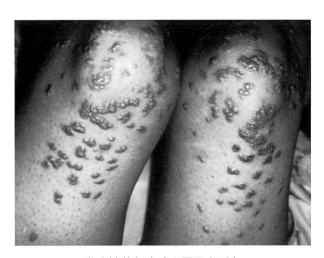

发疹性黄色瘤（彩图见书后）

或更高）患者可出现视网膜脂血症，这是由于脂血引起的视网膜血管变色。

高脂血症的结局

糖尿病、冠状动脉疾病在人类的发病率和死亡率中占很大比重，并在卫生保健系统开支中也占据了很大的比重。如前所述，LDL 胆固醇升高会导致动脉粥样硬化风险增加，HDL 胆固醇的升高可以抗动脉粥样硬化，VLDL 胆固醇升高通常与高甘油三酯血症有关。

严重的高甘油三酯血症可能引起急性胰腺炎，并伴有恶心、呕吐和腹痛。反复发作可能导致慢性胰腺炎、胰腺功能不全甚至死亡。轻度高甘油三酯血症的临床表征不明显。在过去，人们认为单独的高甘油三酯血症不是心血管疾病的危险因素，适度的高甘油三酯血症（<500 mg/dl）仍可忍受甚至被忽视。然而，高甘油三酯血症确实会降低高密度脂蛋白水平，从而增加心血管疾病的发病风险。目前已知，高甘油三酯血症患者的 LDL 呈更致密、更具动脉粥样硬化的形态；而甘油三酯的正常化可以降低 LDL 的浓度。现阶段建议通过饮食或药物尽可能地降低甘油三酯水平。

高脂血症的治疗

使用药物治疗高脂血症不应以独立的总胆固醇水平升高为标准，应获得脂蛋白谱以确定特异的异常。由于 LDL、VLDL 甚至 HDL 的升高，总胆固醇可能会升高。例如 LDL 的升高可以用一种类型的药物治疗，而 VLDL 胆固醇升高可能需要另一种类型的药物，因为有些药物，如胆汁酸螯合剂，实际上会使 VLDL 胆固醇（甘油三酯）更高，使病情恶化。由于 HDL 高而导致的高总胆固醇患者（LDL 和甘油三酯正常）不需要治疗；事实上，这种异常似乎对动脉粥样硬化疾病提供了保护。

饮食控制是治疗的基础（就像糖尿病一样），然而，这对患者来说可能相当困难。许多愿意服用降脂药物的人并不愿意对饮食进行充分的调整。患者可以在门诊中心或脂质异常诊所咨询注册营养师的建议来帮助制定饮食计划。这一点尤其重要，因为许多高脂血症患者同时患有糖尿病。

如果饮食治疗失败，应使用降脂药物。最常用的药物是 HMG-CoA 还原酶抑制剂（他汀类药物）。这些药物是从真菌发酵产物中提取的，是胆固醇生物合成中的限速步骤酶——HMG-CoA 还原酶的竞争性抑制剂。它们在降低低密度脂蛋白胆固醇方面非常有效，易于口服，多数情况下耐受性良好。它们不是胆固醇合成的抑制剂，因此对高甘油三酯血症的疗效要低得多。例如洛伐他汀、阿托伐他汀和辛伐他汀。这些药物很少引起肌炎和肝转氨酶升高，但若确实出现了上述不良反应，可能需要停药或减少剂量。

纤维酸衍生物（贝特类药物）主要用于治疗高甘油三酯血症。对于独立的 LDL 升高，它们的效果不如他汀类药物。贝特类药物通过增加 VLDL和乳糜微粒的清除率以及抑制 VLDL 的产生而发挥作用。目前可用的药物包括吉非罗齐和非诺贝特。

树脂或胆汁酸螯合剂是一种带电荷的分子，能在肠道中结合胆汁酸。人体的大部分胆固醇来自胆汁酸在肝胆和肠道之间不断分泌、再吸收的往复循环"池"，减少"池"的大小就会降低人体的胆固醇。胆汁酸与树脂结合形成复合体，通过粪便排出体外，由此发挥降低胆固醇疗效。树脂的常见副作用包括便秘和腹胀。树脂应该单独服用，因为它们是高电荷分子，可能会结合并损害其他药物的吸收。由于了解不足，树脂可能会增加 VLDL 的合成，从而加剧已经存在的高甘油三酯血症，应该避免在有甘油三酯异常的患者中使用。可用的树脂药物包括考来烯胺、考来维仑和考来替泊。这些降脂药物不会被肠道系统吸收进入血液，因此没有系统性的全身副作用。有趣的是，树脂对糖尿病患者的血糖水平有轻微的降低作用（血红蛋白 A_{1c} 平均降低 0.5%），其降血糖的作用机制尚不完全清楚。

胆固醇吸收抑制剂能通过阻止胆固醇的吸收，特异性作用于小肠的刷状缘。目前可用的药物是依折麦布（ezetimibe）。它的优点是，像胆汁酸螯合剂一样不能被身体系统吸收（因此一般不会像其他药物那样引起全身副作用）。此外，它似乎与他汀类药物协同作用。它的耐受性很好，但与还原酶抑制剂相比，它对降低低密度脂蛋白的作用更为微弱，而且与其他药物相比，减少心血管事件的证据也少得多。

烟酸（维生素 B_3）是人体正常代谢所必需的，但大剂量时具有很强的降脂作用。烟酸与尼古丁无关，尼古丁是一种存在于烟草的生物碱。烟酸作为降血脂药已经使用了许多年，能够很好地治疗低密度脂蛋白胆固醇升高和高甘油三酯血症。在烟酸治疗中，也会出现高密度脂蛋白胆固醇升高。

然而，烟酸在降脂中有双面作用。一方面，烟酸是有效的药物，有助于降低 LDL 和甘油三酯水平。但另一方面，它有较多副作用。最常见的是皮肤潮红，类似于更年期的潮热。这种反应是由前列腺素引起的，通常给药前合并给予前列腺素合成抑制剂（如阿司匹林）来避免。

烟酸可能加重胰岛素抵抗和升高血糖，必须谨慎用于糖耐量减低或糖尿病患者。然而，这样的患者通常是同时患有亟需治疗的高甘油三酯血症，这是一个难以取舍的境况。烟酸的另一大优点是价格十分低廉。不过，由于许多还原酶抑制剂（他汀类药物）和贝特类药物已经在仿制药市场上市，这一点优势在现今已经显得不那么重要了。烟酸类药物通常被认为是一种针对特殊情况的"小众"药物

（相对不常见）。但是对于那些对症的患者群体而言，烟酸是非常有效的。

许多年前，人们就注意到食用大量海产品的格陵兰爱斯基摩人的动脉粥样硬化发病率较低。鱼油中含有多种长链多不饱和 Ω-3 脂肪酸：二十碳五烯酸（EPA）和二十二碳六烯酸（DHA）。Ω-3 脂肪酸显著降低了高脂血症患者的 VLDL 胆固醇水平（甘油三酯水平也因此减低）。鱼油疗法对那些血脂正常或单独胆固醇升高的人群影响较小，或者没有影响。鱼油还具有抗动脉粥样硬化的作用，该作用与降脂作用无关，可能是由于它们对前列腺素代谢的影响。鱼油或许可用于那些使用贝特类药物和（或）烟酸治疗无效的严重高甘油三酯血症患者。但鱼油可能会增加肝葡萄糖产生，因此对于糖尿病患者应当谨慎使用。Ω-3 脂肪酸可以作为非处方类药物补充或作为药物制剂（如酯化鱼油）获得。

用于治疗高脂血症的药物

药物类型	主要用途	可能存在的副作用
HMG-CoA 还原酶抑制剂（他汀类）	降低 LDL	转氨酶升高、肌炎（罕见）
纤维酸衍生物	降低 TG	转氨酶升高、肌炎（罕见）
烟酸	降低 LDL 与 TG	潮红、糖耐量受损、腹泻
胆汁酸螯合剂	降低 LDL	便秘、TG 升高、可能影响药物吸收
胆固醇吸收抑制剂（ezetimibe）	降低 LDL	不常见：腹胀、腹泻，偶见头痛
Ω-3 脂肪酸	降低 TG	糖耐量受损

复习题

1. 一名 47 岁的男性近日接受了常规体检，在这之前他已经有许多年没有去医院检查或就诊。该男性过去有吸烟史，但在 5 年前戒烟了；他的父亲死于心肌梗死，享年 58 岁。根据生化检查结果，他的血清总胆固醇为 257 mg/dl。同时，该男子超重，体重指数为 32 kg/m²，血压指标正常（129/80 mm）。查体无明显异常。

关于该男子胆固醇水平的管理：

a. 他应该开始服用普伐他汀，药量为 10 mg/d

b. 他应该去咨询营养师，开始安排减重

c. 他应该做运动压力测试

d. 他需要做血脂谱检测，来确定哪些脂蛋白组分是异常的

e. 他应该开始服用考来烯胺或考来维仑

（d）在对他的血脂进行干预之前，首先需要对血脂谱检测。案例中男子总胆固醇升高，但有可能是有害的升高 [LDL 或 VLDL（甘油三酯）] 或有益的升高（HDL），存在两种截然相反的可能性。因此，在

没有更为详尽的血脂类型的信息时，就开始药物干预显然是不合适的；胆汁酸螯合物甚至可能由于导致甘油三酯（VLDL）升高的不良反应而进一步加重高胆固醇血症。虽然通常情况下，建议超重人群咨询营养师（b）并没有错，但不应仅从血脂升高这一过于简略的检查结果出发，应当参考更为详尽的指标。类似地，心脏压力测试（c）可能适合于有心脏病家族史的前吸烟者，但应该是出于类似这些更为对应的原因考虑，而不是仅仅因为高胆固醇这一项指标。

2. 一位有糖尿病控制不良病史的 49 岁女性进行了一次年度随访。该女性患有高血压，BMI 为 34 kg/m²，HbA$_{1c}$ 控制不佳，为 8.9%。在剂量为 20 mg/d 的普伐他汀的治疗下，她的低密度脂蛋白胆固醇是 97 mg/dl，但甘油三酯 477 mg/dl，高于正常水平。其他用药还包括二甲双胍和利格列汀。

关于该女性甘油三酯异常的问题，对于她而言以下哪一项最为优先？

   a. 添加烟酸

   b. 咨询医生或营养师，并增加运动作为干预血脂升高的方案

   c. 非诺贝特替代普伐他汀

   d. 开始注射胰岛素

   e. 添加磺酰脲类药物

答案：（d）

该女性可能患有 IV 型高脂血症，并可能是由于血糖控制不佳；胰岛素是脂蛋白脂肪酶发挥正常功能所必需的，因此也是清除 VLDL 和乳糜微粒所必需的。由于 HbA$_{1c}$ 接近 9%，只有胰岛素治疗才能使她的血糖水平下降到足以解决这一问题。虽然饮食和运动（b）也应该同时进行，但这需要一定的时间才能产生显著的效果。如果之后患者体重指数确实大幅下降，那么也许可以再次撤除胰岛素。而添加磺酰脲类药物（e）或任何其他非胰岛素药物都不会达到预期效果。治疗剂量的烟酸（a）可能会降低 TG 水平，但伴随的不良反应可能会恶化她的血糖控制。非诺贝特（c）虽然相较于烟酸而言是一个更好的选择，但控制糖尿病、改善血糖水平才是最应被考虑的。

（徐国恒）

第9讲　多发性内分泌腺疾病与副肿瘤综合征

让我们先回顾一下上一讲的内容。身体中的脂质有几种基本功能。它们最重要的功能是提供长期的能量储存。脂质也是激素和细胞膜结构成分的重要前体。

人类主要有 4 种脂蛋白，包括乳糜微粒、极低密度脂蛋白（VLDL）、低密度脂蛋白（LDL）和高密度脂蛋白（HDL）。乳糜微粒密度最低，如果放在试管中，它会浮到血浆顶部；它们主要由甘油三酯组成。VLDL 也富含甘油三酯并携带胆固醇。LDL 富含胆固醇，是动脉粥样硬化形成的一个重要因素。HDL 是最小的脂蛋白，对清除胆固醇很重要。因此，高密度脂蛋白升高与动脉粥样硬化呈负相关。载脂蛋白是脂蛋白的组成部分。

人类有几条重要的脂质代谢途径。内源性脂质途径是指身体如何从饮食中获取脂质。在这个系统中，富含甘油三酯的乳糜微粒被淋巴系统吸收。胆固醇随后由肝从乳糜微粒残留物中分离出来。在内源性途径中，肝分泌甘油三酯和富含胆固醇的 VLDL 颗粒，然后通过脂蛋白脂肪酶将其转化为游离甘油三酯和其他颗粒。形成的 LDL，会由具有 LDL 受体的组织吸收。

此外，人体自身可产生胆固醇。胆固醇生物合成的限速步骤由 HMG-CoA 还原酶催化。

脂蛋白紊乱可分为原发性和继发性。原发性血脂紊乱是遗传的。继发性血脂紊乱是由其他疾病引起的，如糖尿病。这两种类型的脂质紊乱有时根据 Fredrickson 分类法进行分类，分类法根据离心后试管中血清的外观（表型）来描述脂质紊乱。

最常见的原发性血脂紊乱是家族性复合高脂血症（Ⅱb 型）。第二常见的是家族性高胆固醇血症（Ⅱa 型）。杂合子型Ⅱa 患者往往在 40～50 岁时发生早发性动脉粥样硬化；纯合子疾病患者可能在生命的第二或第三个 10 年内发病。其他类型的原发性高脂血症并不常见。

糖尿病是继发性高脂血症的常见原因，常导致由于甘油三酯代谢的后天缺陷所致的Ⅳ型和Ⅴ型高脂血症。甲状腺功能减退症常导致Ⅱa 型高脂血症。

多项临床研究表明，积极治疗高脂血症的患者可降低冠心病的发病率和死亡率。尽管高甘油三酯血症也被证明在动脉粥样硬化中起作用，但是动脉粥样硬化通常与 LDL 胆固醇升高有关。许多高甘油三酯血症患者也患有糖尿病。

高脂血症的第一条治疗途径是饮食疗法，这对某些患者来说可能很困难。多种药物制剂也可供选择。最有效的是 HMG-CoA 还原酶抑制剂（他汀类药物），它可以抑制胆固醇合成并显著降低 LDL 胆固醇；但它们在降低甘油三酯方面作用不大。胆固醇吸收抑制剂依折麦布（ezetimibe）对 LDL 的降低有一定的作用，并且似乎与他汀类药物有协同作用。纤维酸衍生物（贝特类）可用于治疗高甘油三酯血症。烟酸是治疗高胆固醇血症和高甘油三酯血症的有效药物，但由于有较多的不良反应，使其使用受到限制；缓释制剂可以在一定程度上减轻这些症状。树脂或胆汁酸螯合剂对轻度至中度 LDL 胆固醇升高的患者有用，但实际上可能会加重高甘油三酯血症。

多发性内分泌腺病综合征

到目前为止，我们已经讨论了特定于器官系统的内分泌疾病。本讲试图"将其全部放在一起"，并讨论影响多个内分泌系统的疾病——多发性内分泌腺疾病。最后，我将讨论所谓的异位内分泌或副肿瘤综合征——由非内分泌系统肿瘤分泌激素引起的内分泌紊乱。

这些疾病涉及多个内分泌系统，可分为：①免疫内分泌综合征；②多发性内分泌腺瘤病（MEN）

综合征。除了极少数例外，前者为内分泌缺乏障碍，而后者为内分泌过剩综合征。尽管它们是根本不同的疾病，但它们经常被混淆。此外，尽管免疫内分泌综合征非常常见，但MEN综合征却很少见。

免疫内分泌疾病是一种影响多个内分泌器官的自身免疫综合征。第一种是1926年由Schmidt描述的，他报告了两名"双腺体疾病"（肾上腺功能不全和甲状腺功能减退症）患者的尸检结果。该综合征也可能与其他疾病有关，有时被称为施密特综合征或自身免疫性多内分泌腺综合征Ⅱ型（PGA Ⅱ）。了解这些综合征很重要，因为患有一种自身免疫性内分泌疾病的患者可能有进一步发生内分泌疾病的风险。这些疾病是可以遗传的；因此，对其家庭成员进行遗传咨询和监测是很重要的。

PGA Ⅱ是最常见的内分泌缺陷综合征。它涉及在同一个体中发生以下两种或两种以上的自身免疫内分泌疾病：艾迪生病、桥本甲状腺炎、Graves病、Ⅰ型糖尿病和（或）原发性性腺功能衰竭（请注意，Graves病是一种独特的疾病，因为它是一种激素过多的自身免疫病；其他疾病是激素缺乏综合征）。也可能会出现恶性贫血和白癜风。

个别疾病与单独发生的疾病是相同的，而且治疗方法也与单独发生的疾病相同。但是，一种疾病通常会加重另一种疾病（例如，肾上腺功能不全会加重1型糖尿病患者的低血糖反应，甲状腺功能亢进症会加重肾上腺功能不全和糖尿病），因此确认是否存在多种疾病是很重要的。

综合征Ⅰ型要少见得多，主要见于儿童。通常与艾迪生病、皮肤黏膜念珠菌病和甲状旁腺功能减退症有关。其他内分泌异常像甲状腺功能减退症、Graves病、性腺功能减退症和糖尿病很少见（比PGA Ⅱ少见得多）。

多发性内分泌腺瘤病（MEN）

MEN综合征与多种内分泌肿瘤（良性和恶性）相关，导致激素过多综合征。大肿瘤（如垂体）的破坏性作用偶尔会导致激素缺乏。MEN综合征不常见，分为两大型：MEN Ⅰ型和MEN Ⅱa/Ⅱb型。

MEN Ⅰ型以"3P"（指垂体、胰岛和甲状旁腺肿瘤，三者的英文首字母为P）为特征。同一个体有两个或两个以上的肿瘤可以诊断为MEN。95%以上的患者中最常见的表现是甲状旁腺功能亢进。到40岁时，几乎所有携带该基因的患者都有高钙血症。胰岛细胞瘤是第二常见的表现，发生在高达80%的患者中。肿瘤通常是多中心的，因此手术治疗很困难。通常需要对激素过多进行药物治疗。

MEN Ⅰ型最常见的胰腺肿瘤是胃泌素瘤，可导致佐林格－埃利森综合征（胃酸分泌过多）、多发性消化性溃疡和腹泻。血清促胃液素水平通常升高。治疗包括组胺H_2受体拮抗剂（如西咪替丁、雷尼替丁）和（或）质子泵抑制剂（奥美拉唑、埃索美拉唑等），可能需要胃切除术。由于胰腺的生长抑素（与下丘脑产生的相同）抑制促胃液素分泌，长效生长抑素类似物奥曲肽可能是有用的。

胰岛素瘤是第二常见的胰腺肿瘤。它会导致严重的空腹低血糖，同时会不适当地升高血清胰岛素和C肽的浓度。如果不治疗，可能会发生癫痫发作和死亡。由于这些肿瘤通常是多中心的，可能需要进行全胰腺切除术。

垂体腺瘤是第三常见的胰腺肿瘤，超过50%的MEN Ⅰ型患者发生垂体腺瘤。包括催乳素、生长激素和促肾上腺皮质激素分泌肿瘤，并伴有相关的临床表现。如果肿瘤足够大，也可能无功能并引起压迫症状。

也有可能发生类癌，但这是最不常见的肿瘤类型。这些肿瘤产生大量的血清素，并导致严重的潮红和腹泻。皮下和内脏的脂肪瘤也与MEN Ⅰ型有关联，但不产生激素。

MEN Ⅱa型与甲状腺髓样癌和嗜铬细胞瘤以及不太常见的甲状旁腺功能亢进症有关联。这些患者的降钙素水平通常升高。嗜铬细胞瘤的典型表现为高血压、心动过速、头痛、多汗和心律失常。临床病史和血清或尿儿茶酚胺及代谢物水平的升高是诊断的典型依据。MRI或CT可定位肿瘤。甲状旁腺功能亢进症也可能存在，尽管远不如MEN Ⅰ型常见（MEN Ⅱa型为10%～20%，而MEN Ⅰ型>90%）。

MEN Ⅱb型是甲状腺髓样癌、嗜铬细胞瘤、多发性黏膜神经瘤和类马方综合征体态（体形细长并有蜘蛛样指）的组合。在这种疾病中未发现甲状旁腺功能亢进症。

副肿瘤综合征

又称异位激素综合征，因为激素是由非内分泌来源的肿瘤产生。例如，胰腺胰岛素瘤产生胰岛素不是副肿瘤综合征，因为胰腺肿瘤通常会产生这种物质。这些疾病最初是由于高钙血症与某些恶性肿瘤的关联而被发现的。在本章中，我们将讨论最常见的副肿瘤综合征。

最常见的副肿瘤综合征是高钙血症，通常是由一种叫作 PTH-rP 的物质分泌引起的。虽然 PTH-rP 确实具有人体生理意义（例如，在正常乳腺和胎盘发育中），但在正常健康状态下，PTH-rP 的浓度通常不会上升到足以引起高钙血症的程度。这种综合征称为恶性肿瘤的体液性高钙血症（HHM）。副肿瘤高钙血症的另一种类型称为局部溶骨性高钙血症（LOH），占副肿瘤高钙血症余下患者的大多数。LOH 是由破骨细胞活化因子（OAFs）所致的骨破坏（溶解）和高钙血症引起的。在非常罕见的情况下，一些恶性血液病（淋巴瘤）可能产生钙三醇，导致一种依赖维生素 D 的高钙血症。

我们如何区分 HHM 和原发性甲状旁腺功能亢进症？通过测量 PTH 和 PTH-rP。在 HHM 中，由于甲状旁腺的正常反馈，原本的 PTH 将被抑制，而 PTH-rP 水平升高。在原发性甲状旁腺功能亢进症中，PTH 水平高，而 PTH-rP 水平低。HHM 一般进展很快，而原发性甲状旁腺功能亢进症通常表现为轻微的高钙血症，病情在数年内缓慢发展。

抗利尿激素分泌失调综合征（SIADH）是第二个最常见副肿瘤综合征。通常很明显，这是一种副肿瘤综合征，因为天然腺体的肿瘤不会产生这种情况。

异位促肾上腺皮质激素分泌引起的库欣综合征是第三个最常见的副肿瘤综合征。由于该肿瘤（通常为小细胞肺癌）侵袭性强，临床表现可在数周内发展，而垂体瘤引起的库欣病相对缓慢，可能需要数月至数年才能注意到。由肾上腺肿瘤引起的医源性库欣病或库欣综合征很容易与异位 ACTH 综合

征相鉴别，因为前两者的 ACTH 水平较低。如果库欣病和异位 ACTH 综合征的区别不明显，可以进行岩下窦静脉采血。库欣病患者的岩下窦 ACTH 大于外周静脉血 ACTH。如果需要，大剂量地塞米松抑制试验也是有用的。与支气管类癌相关的异位 ACTH 综合征较不常见，其侵袭性较低，可能更难与库欣病区分。

副肿瘤综合征的治疗应尽可能针对原发肿瘤。如果肿瘤缩小，激素分泌也会减少，副肿瘤综合征也会改善。特异性拮抗剂治疗可能需要与抗肿瘤治疗结合，因为一些肿瘤对治疗反应不佳。

PTH-rP 引起的恶性肿瘤高钙血症最好用骨吸收抑制剂（双膦酸盐，如唑来膦酸和帕米膦酸二钠）治疗。鲑降钙素是一种弱拮抗剂，仅在轻度病例中有效。更有效但有毒的抗吸收剂包括硝酸镓。

恶性肿瘤高钙血症患者通常脱水严重，给予生理盐水会促进钙从尿中排出。放射治疗可能对 LOH 患者有益。由免疫因素或钙三醇引起的高钙血症对糖皮质激素治疗有反应。

SIADH 通常通过限制摄入水量和控制潜在疾病来治疗。在难治性病例中，可使用能产生 ADH 抵抗（从而导致肾性尿崩症）的地美环素。静脉注射血管升压素拮抗剂（考尼伐坦和托伐普坦）也可用于治疗选定的重症低钠血症住院患者。

异位 ACTH 综合征可以用抑制肾上腺素合成的药物治疗，如米托坦、酮康唑和氨鲁米特。醛固酮拮抗剂螺内酯和依普利酮有助于纠正盐皮质激素过多的代谢影响，如低钾血症。如果这些措施都不成功，可能需要双侧肾上腺切除术。这些患者通常预后不良。

复习题

1. 下列哪种内分泌失调在 MEN 综合征中不会出现？

   a. 肢端肥大症

   b. 库欣病

   c. Graves' 病

   d. 胰岛素瘤

   e. 嗜铬细胞瘤

   （c）Graves' 病是一种自身免疫病，而不是肿瘤性疾病。肢端肥大症、库欣病和胰岛素瘤可见于 MEN I 型，嗜铬细胞瘤与 MEN IIa 型和（或）IIb 型相关。

2. MEN I 型最常见的表现是：

   a. 肢端肥大症

   b. 原发性甲状旁腺功能亢进症

   c. 嗜铬细胞瘤

   d. 甲状腺功能减退症

   e. 胰岛素瘤

   （b）到目前为止，这是 MEN I 型最常见的表现，95% 的患者都有此表现。嗜铬细胞瘤（c）见于 MEN IIa/IIb 型，而非 MEN I 型。甲状腺功能减退

症不是 MEN 综合征的表现。

3. 以下哪一项不是副肿瘤综合征？

　　a. 小细胞肺癌引起的库欣综合征

　　b. 小细胞肺癌引起的 SIADH

　　c. 乳腺癌引起的高钙血症

　　d. 转移性甲状腺髓样癌引起的高钙血症

（d）甲状腺滤泡旁细胞通常产生降钙素，因此这只是转移性疾病的表现，而不是副肿瘤综合征。

（庞炜）

附 录　临床试验、循证医学与文献阅读

医学曾是通过向教师学习，并根据教师的经验去做他们所做的事情来传授的。然而，经验虽然无价，但在当今世界我们需要实践"循证医学"。换句话说，我们需要强有力的同行评议文献来支持我们的工作。在这一讲中，我将稍微偏离内分泌学，讨论一些你们应该掌握的重要统计原理，这样你们就知道如何阅读医学文献、了解循证医学的基本术语。

我稍后（在葡萄糖代谢部分）将讨论的一个例子是，多年来，我们不知道积极治疗糖尿病是否会降低并发症的发生率。1993 年发表的《糖尿病的控制和并发症》（*The Diabetes Control and Complications Trial*，DCTT）是一项具有里程碑意义的研究。就让我们以此作为循证医学的一个例子。

在那些以前没有出现过视网膜病变的志愿者中，强化控制治疗将这种并发症的平均风险降低了 76%。在患有轻度视网膜病变的患者中，强化控制治疗使视网膜病变的进展减缓了 54%，并将严重非增殖性视网膜病变的发展减缓了 47%。

从这项试验中得到的一个基本经验是，人们不能简单地将一项研究的结果用到另一人群中。例如，DCCT 只研究 1 型糖尿病患者。我们是否可以假设并发症的减少也同样适用于 2 型糖尿病患者（考虑到 2 型糖尿病患者的数量要多得多，这一点非常重要）？

然而这两个群体之间可能存在的差异，使其不能成为有效的比较。为了更有说服力，我们需要对感兴趣的人群进行另一项研究。

另外，请注意并发症的减少只与微血管并发症有关，而与大血管并发症无关（后文会详细讲）。虽然微血管并发症很重要，但我们也想知道是否可以减少心血管疾病、卒中、高血压等（所有大血管并发症）。由于该研究没有发现这些统计上的显著性，我们不能确定。

另一项研究是英国前瞻性糖尿病研究（UKPDS）。该研究在 2 型糖尿病患者中的研究结果与 DCCT 相似，但在大血管并发症方面没有发现有统计学意义的结果。

另一组重要的试验讨论了对糖尿病患者的控制。第一组试验结果于 2000 年公布，建议患者的血糖控制在 80 ~ 110 mg/dl（4.4 ~ 6.1 mmol/L）。

最终，这种程度控制被认为过于激进（因为在医院里这种严格控制的血糖代价是过度的低血糖），目前的建议是在大多数情况下血糖水平保持在 140 ~ 180 mg/dl（7.7 ~ 9.9 mmol/L）。

另一组重要的研究是脂质试验。它太多了就不在此书中讨论。下表总结了多年来的许多重大里程碑式的试验，但还有许多其他试验。

如前所述，DCCT 评估了强化治疗与标准血糖控制对 1 型糖尿病的影响，并没有发现在主要研究期间强化治疗组的心血管事件发生率有显著不同。然而，糖尿病干预和并发症流行病学研究（EDIC）对这些患者的长期随访发现，之前接受强化治疗的患者发生心血管事件的风险显著降低了 42%。在接受强化血糖控制的患者中，非致死性心肌梗死、卒中或心血管疾病死亡的风险降低了 57%。

DCCT 的其他重大发现

蛋白尿

强化控制治疗使微白蛋白尿降低了 39%（40 mg/d）

强化控制治疗使蛋白尿降低了 54%（300 mg/d）

神经病变

强化控制治疗使临床神经病少了 60%

强化控制治疗使异常神经传导少了 44%

强化控制治疗使自主神经系统功能异常降低了 53%

神经传导速度在强化控制治疗中保持稳定，但在常规治疗中下降

严重低血糖

与强化治疗相关的主要不良事件是严重低血糖增加 200% ~ 300%，具有统计学意义

具有里程碑意义的重大脂质试验

研究	结果
Framingham 研究（始于 1948 年，正在进行，目前是第三代参与者）	在 50 岁以下的人群中，胆固醇水平与长期心血管疾病死亡率有关
临床脂质研究—冠心病一级预防试验（LRC-CPPT）（1984）	使用考来烯胺治疗数年的患者可减少冠心病的死亡率和不致命的心肌梗死的发病率
赫尔辛基（Helsinki）心脏研究（20 世纪 80 年代）	吉非罗齐降低了男性高脂血患者冠心病的发生率
家族性动脉粥样硬化治疗研究（FATS）-1999	接受洛伐他汀 + 考来替泊或烟酸 + 考来替泊治疗的高危男性中 LDL 胆固醇水平降低，使冠心病进展和心脏病事件的发生率降低
St Thomas 动脉粥样硬化消退研究（STARS）（1998）	单纯饮食治疗或饮食 + 考来烯胺治疗可减缓冠状动脉疾病的进展并促进疾病消退
监测动脉粥样硬化消退研究（MARS）（20 世纪 90 年代）	洛伐他汀 + 饮食治疗可减缓冠心病患者冠状动脉病变
斯堪的纳维亚（Scandinavian）辛伐他汀生存研究（20 世纪 90 年代）	辛伐他汀可降低冠心病患者死亡的相对风险
胆固醇降低动脉粥样硬化研究（1987）	用考来替泊 + 烟酸治疗的患者冠状动脉病变无进展或消退

灵敏度、特异度和预先测试概率

越来越多的复杂诊断检测的可用性，以及对医疗保健费用不断上升的担忧，重新激发了人们确定最有效检测手段的兴趣。好的临床诊断要求医生选择成本效益高的检测，这样检测得到的结果可以改进诊断和治疗。

在考虑一项检测时，医生必须确定该检测是否有效并足够准确，是否比其他可接受的检测危险性更小或更便宜，并且这是进行检测的最合适时机。正如我们将看到的，实际使用取决于许多统计因素。

衡量检测有效性的一个标准是灵敏度和特异度。任何检测的灵敏度在已经患有这种疾病的患者身上都能检测出来。另一方面，特异度是指测试能够排除那些没有患病的患者的能力。理想情况下，我们希望我们的检测在这两个方面都很高。但对检测结果的解释不仅仅是这两个量。

不要认为一项检测具有很高的灵敏度和特异度就将有助于筛查所有患者群体，并总能提供准确的信息。记住，灵敏度和特异度指的是有（灵敏度）疾病或没有（特异度）疾病的患者群体。而在现实生活中，这些人群是未知的。相反，我们关心的是阳性或阴性检测结果的意义［阳性预测值（PPV）或阴性预测值（NPV）］。

1763 年，数学家托马斯·贝叶斯（Thomas Bayes）证明了预测值不仅受到灵敏度 / 特异度的影响，而且还受到疾病的"先验概率"（发病率）的影响。这就是贝叶斯定理，它证明了诊断检测的灵敏度和特异度是检测本身的函数，实际上并不依赖于疾病的流行，而 PPV 和 NPV 则依赖于此。

在任何检验中，我们可能会得到以下 4 种结果中的任何一种：

测试结果	疾病发生	无疾病
阳性	真阳性（TP）概率（$1-\beta$）	假阳性（FP）第一类错误（α）
阴性	假阳性（FP）第二类错误（β）	真阴性（TN）

检测的灵敏度是指在患病人群中检测出异常（即呈阳性）的能力指标。因此，它是真阳性的人

数除以患病的总人数，或

灵敏度 = 真阳性 /（真阳性 + 假阴性）

特异度表明该检测在人群中排除正常受试者（阴性）的能力，定义为：

特异度 = 真阴性 /（真阴性 + 假阳性）

然而，根据贝叶斯定理，这些是检测本身的函数，这些指标并没有告诉我们真正想知道的：一个阳性（或阴性）的检验结果对你、对临床医生来说意味着什么（因为你不知道哪些人群有疾病，哪些没有）。

如果我们做一些数学处理（就像贝叶斯在 18 世纪做的那样），我们会得到 PPV 的公式：

$$PPV = \frac{\text{灵敏度}}{\text{灵敏度} + \text{特异度} - 1 + \frac{1 - \text{特异度}}{\text{发病率}}}$$

请注意，虽然 PPV 取决于灵敏度和特异度，但它也取决于疾病的患病率（如贝叶斯所发现的）。具体来说，随着发病率的增加，PPV 也增加；随着发病率的下降，PPV 也在下降（NPV 正好相反，随着发病率的增加，NPV 下降，反之亦然）。

让我们用灵敏度和特异度为 95% 的理论测试做一些样本计算。这是一个贴合度高的测试，很少有真实的示例存在，但是我们将在示例中使用它。考虑两个有 100 万患者的人群，一个患病率为 5%，另一个患病率为 80%。

对于患病率为 5% 的人群，可以看出假阳性人数（假阳性，47 500）等于患病人数（47 500）。所以这种情况下，PPV 只有 0.50，这意味着如果你的患者检测阳性，患这种疾病的概率实际上是抛硬币的结果。所以在患病率低的人群中谨慎使用此检测结果。

对于患病率高的人群（80%），情况则相反。假阳性数只有 10 000 人，而真阳性有 760 000 人，所以 PPV 上升到 0.99。因此阳性结果在发病率高的人群中非常重要。

阴性结果（NPV）的意义是什么？恰恰相反。在发病率为 5% 的组中，FN = 2 500，TN = 902 500，NPV 为 0.997。因此，你可以更有信心，一个阴性结果确实代表了发病率低时没有患病的状态。而在发病率为 80% 的组中，FN = 40 000，TN 为 190 000，NPV 为 0.83。所以 NPV 随着发病率的增加而下降。

从数学角度来看，当发病率为 50% 时，PPV 等于 NPV；同样，当发病率低于 10% 时 PPV 迅速下降，而 NPV 在发病率超过 90% 时也会发生同样

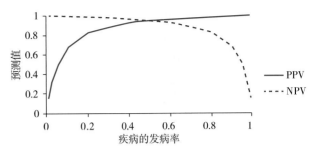

PPV 和 NPV 作为疾病发病率的函数

的情况。因此，对于发病率超过 90% 或低于 10% 的人群，解释任何检测结果都要谨慎（见上图）。

举一个现实生活中常见的例子：一个 30 岁健康不吸烟女性的平板运动测试结果阳性，这个结果可能代表了一个假阳性（考虑到该人群中患心脏病的概率极低），而阴性结果基本上排除了疾病。与此相反，一个有高血压和糖尿病病史的 90 岁男性的阳性结果可能证实缺血，而阴性结果可能代表假阴性，需要进一步的研究。换句话说，在解释你的检测结果时，记住"验前概率"的概念，以及它将如何影响你的解释。

总之，如果你估计验前概率，安排适合的检测，并将检测结果与可用的临床信息适当地整合，那么预定的诊断检测将变得更具成本 - 效益。一个检测只有在它提供的信息超过以前所能得到的信息才有意义，也就是说，如果它给出的能帮助调整决策时才有用。只有当增加的检测信息对患者护理有积极影响才应下医嘱进行检测。

漏诊的代价也应该和验前概率一起权衡，也就是说，你可能会不遗余力地排除心绞痛，而不会迅速诊断出一种并不令人担忧的良性疾病。随着私人保险和政府在医疗服务方面发挥越来越大的作用，我们需要尽可能有效地利用诊断检测。

统计学意义：p 值解析

"p 值"是统计学的一个基本概念，在任何使用统计分析来确定两组之间是否存在真正差异的工作中都被引用。但它真正的含义是什么呢？

p 代表概率，在统计学上，指的是两组之间测量到的差异纯粹是偶然发生的，而不是由于任何真正的差异。因此，p 值越低越好。

让我们来看看这个简单的练习：抛 10 次两枚不同的 25 美分硬币。在任何统计分析中，我们必须有一个零假设（H_0），它表明两组所代表的总体

之间没有差异。备择假设（H_1）是拒绝 H_0，表明硬币代表的两个总体之间存在差异。通常，在生物医学研究中，我们寻找两组之间的区别——例如，一种药比另外一种药更有效，某种干预措施更早地发现了结肠癌，所以我们通常会拒绝 H_0。

在我们的抛硬币示例中，零假设认为抛出的两枚硬币之间没有差异（我们得到的两组结果也相似）。H_1 表示两个结果存在差异（两枚硬币的差异在于正面或反面出现的频率高于预期）。需记住，这些假设指的是它们所代表的所有实体的总体，而不仅仅是样本。

我们尝试第一枚硬币抛 10 次，6 次正面，4 次反面（正面的 $p=0.6$）。在任何一次抛硬币时正面的概率为 0.5，因此我们预期正面出现的概率约为 1/2。在这十次抛硬币中，0.6 看起来相当接近 0.5。

但在抛第二枚硬币时，我们得到了 10 次正面，考虑一下连续抛 10 个正面的概率是多少，是 $(0.5)^{10}$ 或约为 0.001。这意味着，如果该硬币没有瑕疵，连续抛 10 次正面的概率只有 1‰。

因此我们得出结论：这两枚硬币一定不同（例如，第二枚硬币有两个正面或是有"暗机关"使正面出现次数更多），因此拒绝了 H_0。而 p 值是两个硬币的结果差异完全是偶然造成的（在本例中仅为 0.001）。对于生物医学研究，我们通常将临界值设为 0.05（5%）。这个值被称为 α，是发生第一类错误的概率（非真实差异错判为真实差异）。只要 p 值小于 α，则拒绝 H_0，该数据有显著性差异。上述例子中，在 0.05 水平下，两个硬币具有显著性差异。

需记住，这并不能毋庸置疑地证明统计学意义。尽管不太可能（中彩票的概率远远小于 0.001，但确实有一些非常幸运的人总能中奖），但仍然有可能用一个"正常的"硬币连续掷出 10 次"正面"。我们只是假设它们之间一定存在某种差异，但这是极不可能的。为了更严格一些，我们可以将 α 设置为一个更低的水平（例如 0.01、0.001 等）；但这样做总是需要增加样本量，这对大多数生物医学研究来说是不切实际的。

如果我们后来发现这两个硬币是相同的（我们错误地拒绝了 H_0），那么我们犯了第一类错误（见下表）。在医学上类似的说法是：我们说药物有差异，但实际上没有。我们说患者得了癌症，其实他并没有。我们也称之为"假阳性"。我们可以用一个 2×2 的表格来总结：

结果	发病	不发病
检测阳性	TP，真阳性（$1-\beta$）	FP，假阳性（第一类错误，α）
检测阴性	FN，假阴性（第二类错误，β）	TN，真阴性

现在我们假设，再次抛两个硬币 10 次得到了类似的结果（例如，6 次正面对 5 次正面）。我们可能会得出没有差异的结论，不能拒绝 H_0。但是如果我们后来发现了两个硬币之间的差异，那么我们就犯了第二类错误（当存在差异时却没能检测到）。这就好比说，患者在患病的时候被认为没有得病，药物无效（实际上是有效的）等。犯第一类错误是否比犯第二类错误危害更大取决于你的检测内容，例如，未能检测出提供的血样中的 HIV（FN，第二类错误）显然是比扔掉被错误地认为含 HIV 的血液（FP，第一类错误）更危险。然而，如果你始终以百分之百的确定性为目标，你就永远不能使用血液制品，因为总是有第二类错误的可能（尽管它可能性很小）。

第二类错误（假阴性）的概率被称为 beta（β）。另一个重要的概念是 $1-\beta$，我们称之为统计功效（真阳性）。换句话说，我们是否检测到了我们想要检测的东西（"真阳性"的定义）？小型研究的一个问题是，它们可能缺乏统计功效。通常我们需要至少 80% 的统计功效（0.8）。缺乏足够的检验力是一个根本问题，因为样本不能被准确地检测。增加统计功效的最简单方法是增加样本量。

还要记住，统计上的显著性可能不等于临床的显著性。假设有学者做了一项研究显示佩戴有图案领带的男医生比那些佩戴纯色领带的医生看病能力更好。从逻辑上讲，这是没有意义的，这种差异可能是由于其他因素（称为"混杂因素"）。

混杂因素是与被测变量（直接或相反）相关的额外变量。混淆变量的一个例子是一项将咖啡消费与胰腺癌联系起来的旧研究。研究发现那些患有这种恶性肿瘤的人喝更多的咖啡。因此，咖啡会导致胰腺癌，对吗？让我们细想。当对这些数据进行更仔细的检查后发现，那些咖啡消费量最高的人也有很高的吸烟率。吸烟已被证实是许多癌症的危险因素，包括胰腺腺癌。因此，吸烟才是罪魁祸首（也是这种情况下的混杂因素），而不是咖啡本身。在解释哪些暗示因果关系的数据时要谨慎。

实际例子：需治疗人数（NNT）

我们之前已经讨论过一些生物统计学的基本原理。在本节中，我们将讨论医疗干预的有效性和我们期望的好处。通常，这是一种药物治疗，目的是防止不希望发生的结果（卒中、糖尿病并发症、椎体骨折等）。

流行病学研究中常用的一种衡量指标是需治疗人数（NNT），即需要治疗以防止另外一种不良结果的平均患者人数。直觉上，我们希望 NNT 尽可能低。例如，假设我们有一种治疗高脂血症的新药，我们可以计算 NNT 为 30，这意味着我们每治疗 30 名患者就能预防一次事件（例如心肌梗死）。这比 3 000 的 NNT 更理想，因为 NNT 为 3 000 时，我们需要治疗 100 倍的患者才能获得相同的好处。

NNT 在卫生经济学和临床医学中都很重要，对制药公司和保险公司也很重要，因为希望受益的人数能够值得药物的高成本。如果 NNT 异常高，从经济层面考虑，生产或支付这种药物是不可行的。

如果不良反应严重（死亡或严重残疾等），那

么高 NNT 是可以接受的。理想情况下，NNT 为 1（每个接受药物治疗的患者都没有不良事件）。NNT 非常低的药物包括双相情感障碍药物（大多数 NNT 在 5 ~ 10）。然而，高 NNT 并不总是意味着不应该使用药物，特别是当不使用的结果很严重时（例如死亡）。此外，这类药物经常有副作用（例如体重增加），这也必须考虑。

NNT 可能为负数，在这种情况下，我们意识到干预是有害的，我们称之为需伤害人数（NNH）。要计算 NNT，我们必须首先了解相对风险的概念。有两种风险降低是我们所关注的：相对危险度降低（RRR）和绝对危险度降低（ARR）。简单来说，ARR 是两种干预措施之间的差异（在减少不希望的结果方面，治疗的好坏程度）。RRR 是相对或比例差异，表示相对于安慰剂组事件发生的概率。相比之下，ARR 是固定时间段内事件发生率之间的差异。

举个例子，假设 XYZ 制药公司正在销售一种治疗骨质疏松症的新药——乌坦膦酸钠（utandronate）。III 期临床试验给我们提供了计算 NNT 所需的信息：

对照组（安慰剂）发生率（CER）	乌坦膦酸钠组（实验组）发生率（EER）	RRR（CER−EER）/CER	ARR（CER−EER）	NNT（1/ARR）
0.001	0.000 1	（0.001−0.000 1）/0.001 =0.9=90%	0.001−0.000 1 =0.000 9	1/0.000 9=1 111

因此，NNT 是绝对风险降低的倒数（1/ARR）。在很多方面，这提供了比 RRR 更有用的结果。虽然风险降低 90% 看起来令人印象深刻，但必须把它放在现实世界的背景下。对于干预而言，NNT 可能仍然太大而不实用。

这是"风险降低"的另一个非医学例子：假设我们看到一家珠宝店以 1 折的价格出售手表（类似于 RRR）。这看起来似乎是个不错的交易，直到我们意识到手表原价是 2 万美元，售价是 2 000 美元，虽然这对一些人来说可能是个很好的交易，但许多人仍然不愿意花 2 000 美元买一块手表，所以对许多人来说，收益不值"风险"（即资金损失）。

让我们想象另一个临床例子：假设一个糖尿病患者在没有佩戴防护眼镜的情况下进行金属加工后，左眼角膜出现了一个小异物。他的妻子网上搜索发现，眼睛异物的平均感染率为 5%，对糖尿病

患者来说，局部抗生素可将这种风险降低 2/3。他正在考虑是否去看医生，因为这涉及费用（请假和看病的费用）。

他决定去工作。我们可以根据统计数据计算出潜在的利益。没有使用抗生素的感染风险［对照事件率（CER）］为 0.05（5%）。使用抗生素的风险为（0.05/3）=0.017（1.7%）（治疗可将风险降低 2/3，所以风险只有原来的 1/3）。ARR 为 0.05−0.017=0.033。NNT=1/ARR=1/0.033=30 名患者。

因此，我们需要用局部抗生素治疗 30 名患者，以防止 1 名感染。考虑到局部抗生素价格低、可忽略的副作用，以及不治疗可能导致眼部感染的严重后果，选择治疗似乎是合理的。对于一种非常昂贵或有许多副作用的药物来说，这可能"不太合理"。然而，患者可能愿意接受治疗某些疾病的许多不良副作用，如 HIV，不治疗的结果可能是死亡。对于

PEER	NNH=0.5	NNH=0.7	NNH=0.9	NNH=0.95	NNT=1.05	NNT=1.1	NNT=1.3	NNT=1.5
0.001	2 000	3 336	10 010	20 020	20 020	10 010	3 336	2 000
0.0001	20 000	33 336	100 010	200 020	200 020	100 010	33 336	20 000

患者来说，这是一个相对容易理解的概念。

在数学上也可以将比值比（odds ratio，OR）转换为 NNT。需记住，比值比是一种衡量暴露和结果之间是否关联的指标。OR 是给定某一特定暴露（与没有暴露相比）的结果发生概率。OR=1 表示没有关联，OR>1 为正关联，OR<1 是负关联。

要做到这一点，我们需要知道患者预期事件概率（PEER），这通常与 CER 相同。这方面的计算方式可以在互联网上找到，这里不再重复这个方程式。

请注意，随着治疗效果变得更加显著（如比值比增加），NNT 则减少，这是我们所预期的。如果比值比小于 1，则存在负相关（治疗产生较差的结果，而不是较好的结果），NNT 会变为 NNH。还要注意，随着事件概率的降低，NNT 增加了可重复的数量。

在阅读期刊文章时，理解（并计算，如果有必要的话）NNT 对于确定干预在你的实践中是否重要是必要的。它也是帮助你的患者理解的重要工具。在与患者打交道时，最好是量化和使用 NNT，而不是 RRR（RRR 是无量纲的，且对于一般人来说更难将其与临床问题联系起来）。

复习题

1. 在一项比较两种不同糖尿病药物的研究中，你会发现这两种药物的疗效有显著差异：p=0.02（临界值 α=0.05）。然而，其他 9 项研究（由著名大学的研究人员完成）对这两种药物进行了研究，没有发现任何差异。在你的试验中研究的患者样本人群与其他研究相似。你发现统计学上的显著差异而其他人没有发现的最有可能的原因是：

a. 你犯了第一类错误

b. 你犯了第二类错误

c. 你的研究的功效不足

d. 其他研究在设计上有明显的缺陷，因此没有统计学差异

e. 你的研究只有 2%（0.02）的机会提供正确的结果

（a）两种药物的疗效很可能没有差别，因为其他 9 项进行良好的研究未能发现差别。你的结果声称有差异，这很可能是由于第一类错误（当应该拒绝零假设时没能拒绝它）。这与实验室检测"假阳性"一样。第二类错误（b）恰恰相反——声称没有差异，而实际上有差异（"假阴性"）。

功效不足（c）通常导致缺乏统计的显著性，而不是第一类错误。

虽然其他一些试验可能有缺陷（d），但不太可能所有试验都有缺陷，以致得出相同的结果（没有差异）。p 值为 0.02 意味着有 2% 的可能性两种药物之间的差异纯粹是偶然的，而不是说有 2% 的可能性（e）提供正确的结果。我们拒绝零假设，因为我们的 p 值小于 α（α=0.05）（典型的生物医学研究）。

2. 一种治疗骨质疏松的新药将髋部骨折的风险降低到 1.5%。在接受治疗的人群中，对照组骨折率为 3.5%。预防一侧髋部骨折的 NNT 是：

a. 10

b. 25

c. 40

d. 50

e. 500

（d）危险度降低（RR）为 0.015，控制事件概率为 0.035。绝对危险度降低（ARR）是 0.035−0.015=0.02 或 2%。NNT=1/ARR=1/0.02=50。

3. 一项新的研究将手机使用的增加与机动车事故联系起来。下列哪项是解释本研究时应考虑的可能混杂因素？

a. 使用手机会分散司机的注意力，从而导致更多

的事故

b. 手机使用频繁者通常是青少年，因此无论如何都可能是高危司机

c. 手机用户也更有可能在开车前饮酒

（b）无论如何，青少年都是高危司机，事故风险的增加可能是由于该人口统计群体的过度代表，而不是手机的使用。有效的研究应该包括相似的组（对照组和事件组）。答案（a）是备择假设，因此不是混杂因素。没有证据表明使用手机与饮酒有关(c)。

4. 我们做了一项关于肺癌与吸烟关系的回顾性研究。这项研究的一部分是让患者在一项调查中指出 30 年前他们每天抽多少支烟。这里的一个潜在问题是，患者可能不能准确地记得他们当时抽了多少烟。这种错误被称为：

a. 混杂变量

b. 回忆偏倚或应答者偏倚

c. 第一类错误

d. 调查者偏倚

（b）研究的准确性依赖于患者正确回忆 30 年前发生的事。回忆时的错误通常随着时间间隔的增加而增加，这被称为回忆偏倚或应答者偏倚。这不是混杂（a），因为问题与结果直接相关。调查者偏倚（d）来自于研究者努力寻找某些答案的结果，这可能会改变受试者的回答。

5. 一位科学家在他的研究中报告，第 1 组 24% 的受试者和第 2 组 42% 的受试者报告了药物治疗的显著不良反应，$p = 0.37$。最好的解释是：

a. 真实的百分比差异为 37%

b. 这个结果有统计学意义

c. 这个结果没有统计学意义

d. 这个百分比差异不太可能是偶然产生的

（c）p 值（0.37）远高于生物医学研究传统的 α（0.05），因此它没有统计学意义，很可能是偶然出现的。

（康继宏）

词汇表

艾迪生病（Addison's disease）：通常由自身免疫病引起的原发性肾上腺功能减退症。

贝可勒尔（Becquerel）：放射性活度的单位，1 居里 =3.7×10^{10} 贝可勒尔。

闭经（amenorrhea）：无月经，可能是原发性（从未有过月经）或继发性（曾经有过月经，但现在已停止）的。

肠促胰岛素类似物（incretin mimetic）（GLP-1 激动剂）：用于治疗 2 型糖尿病的 GLP-1 受体激动剂。

超声（ultrasound）：利用高频声波通过物质时会发生衰减的一种成像方式。

磁共振成像（magnetic resonance imaging, MRI）：利用高能磁场，根据氢原子核的振荡产生图像。

雌二醇（estradiol）：主要的雌激素（女性激素），由卵巢分泌。

雌雄同体（hermaphrodite）：包含两性生殖器官的人。

促激素（trophic hormone）：刺激另一种激素产生的激素。

促甲状腺激素（thyroid-stimulating hormone, TSH）：一种由垂体前叶产生的糖蛋白激素，对甲状腺调节很重要。

促甲状腺激素释放激素（thyrotropin-releasing hormone, TRH）：增加垂体 TSH 产生的一种下丘脑激素。

促泌剂（secretagogue）：用于干扰内分泌功能测试的物质，可刺激激素的分泌。

促肾上腺皮质激素（adrenocorticotropic hormone, ACTH）：垂体前叶分泌的蛋白质激素，导致糖皮质激素合成增加。

促肾上腺皮质激素释放激素（corticotropin-releasing hormone，CRH）：刺激促肾上腺皮质激素分泌的下丘脑激素。

促性腺激素释放激素（gonadotropin hormone-releasing hormone, GnRH）：刺激黄体生成素和卵泡刺激素分泌的下丘脑激素。

催乳素（prolactin）：一种对哺乳动物哺乳有重要作用的垂体前叶激素。

催乳素释放素（prolactin-releasing hormone，PRH）：一种最近才分离出来的增加垂体催乳素生成的下丘脑激素。

胆固醇（cholesterol）：在动脉粥样硬化中起重要作用的一种分子，也是类固醇和固醇激素的前体。

胆汁酸螯合剂（bile acid sequestrants）（树脂）：结合肠内胆固醇并阻止其再循环的药物，用于高胆固醇血症。

蛋白质（protein）：一种通常很大的分子，由许多氨基酸组成。

锝（technetium）：在核医学中很重要的人造放射性元素。

低密度脂蛋白（low-density lipoprotein, LDL）：将胆固醇运送到细胞的致动脉粥样硬化的脂蛋白。

低血糖（hypoglycemia）：血糖降低，导致低血糖症状；治疗后症状消失。

第二信使（second messenger）：由与细胞表面受体结合的激素产生，对细胞核有生物学效应。

碘甲腺原氨酸（iodothyronines）：甲状腺激素，如 T4（甲状腺素）和 T3（三碘甲腺原氨酸）。

多巴胺（dopamine）：肾上腺髓质等神经内分泌组织产生的儿茶酚胺激素，抑制催乳素和促甲状腺激素的分泌。

多结节性甲状腺肿（multinodular goiter）：甲状腺有两个或多个结节，可能甲状腺功能正常或有毒性。

多毛症（hirsutism）：女性终毛（深色）生长异常。

多囊卵巢综合征（polycystic ovary syndrome）：一种慢性无排卵疾病，导致闭经、不孕和高雄激素血症。

儿茶酚胺（catecholamines）：酪氨酸转化得到的激素，如去甲肾上腺素、肾上腺素，由肾上腺髓质和其他神经组织分泌。

二甲双胍（metformin）：口服糖尿病药物，可降低 2 型糖尿病患者的肝葡萄糖输出并改善胰岛素敏感性。

**二肽基肽酶 -4（dipeptidyl peptidase-4，DPP-

Ⅳ）**抑制剂**：可降低肠促胰岛素（如 GLP-1）降解的药物（如西格列汀、沙格列汀），用于治疗 2 型糖尿病。

反馈抑制（feedback inhibition）：一种调节机制。激素水平的增加或减少导致促激素发生适当程度的改变。

放射性碘（radioactive iodine）：通常为 ^{123}I 或 ^{131}I，常作为碘化钠用于甲状腺成像或治疗。

分解代谢（catabolic）：将分子分解为燃料的代谢过程，当生物体需要食物时有用。

氟氢可的松（fludrocortisone）：用于治疗肾上腺功能不全的人工合成的盐皮质激素。

副肿瘤（异位）综合征 [paraneoplastic（ectopic）syndrome]：由通常与其无关的其他类型细胞分泌的激素所导致的内分泌紊乱。

伽马射线（Gamma rays）：在核活动（例如，电子喷射）后从原子核发射的高能量光子。

甘油三酯（triglycerides）：脂肪组织中富含能量的一种成分。

高密度脂蛋白（high-density lipoprotein, HDL）：清道夫脂蛋白，对细胞去除胆固醇很重要。

睾酮（testosterone）：主要的雄激素（雄性激素），由睾丸和肾上腺分泌。

睾丸间质细胞（Leydig cells）：睾丸细胞，产生睾酮的部位。

睾丸女性化（testicular feminization）：雄激素抵抗综合征导致基因型为男性的患者呈现正常女性化外观。

睾丸支持细胞（sertoli cells）：睾丸细胞，产生精子的部位。

格雷夫斯病（Graves' disease）：甲状腺功能亢进症的常见原因，由类似 TSH 的抗体作用于甲状腺引起。

佝偻病（rickets）：儿童缺乏维生素 D 导致的疾病。

骨软化症（osteomalacia）：由骨骼中钙形成减少引起的疾病。

骨质疏松（osteoporosis）：骨量减少的疾病。

合成代谢（anabolic）：在营养充足的状态下，合成分子的代谢过程。

核医学（nuclear medicine）：给予患者放射性物质可用于成像或治疗的科学。

黄体生成素（luteinizing hormone, LH）：由脑垂体前叶产生的一种糖蛋白激素，在性腺调节中起重要作用。

磺酰脲类（sulfonylureas）：口服降糖药，可增加内源性胰岛素分泌。

HMG-CoA 还原酶（HMG-CoA reductase）：胆固醇生物合成的限速酶，许多降脂药物的作用靶点。

HMG-CoA 还原酶抑制剂（HMG-CoA reductase inhibitors）（他汀类药物）：胆固醇生物合成的有效抑制剂，可用于降低低密度脂蛋白胆固醇。

极低密度脂蛋白（very low-density lipoprotein, VLDL）：富含甘油三酯的脂蛋白，在转运内源性甘油三酯到细胞中起重要作用。

计算机断层扫描（computed tomography, CT）：使用传统的 X 射线束生成身体某一部位的高分辨率"横断面"。

继发性内分泌失调（secondary endocrine disorder）：靶腺的促激素分泌缺陷导致的内分泌失调。

甲状旁腺功能减退症（hypoparathyroidism）：甲状旁腺激素减少，导致低钙和低磷血症。

甲状旁腺激素（parathyroid hormone）：甲状旁腺分泌的蛋白质激素，钙代谢的重要调节剂。

甲状旁腺激素相关蛋白（parathyroid hormone-related protein）：对胎儿发育很重要的甲状旁腺激素样蛋白；如果在某些恶性肿瘤中分泌，可能导致高钙血症。

甲状腺毒症（thyrotoxicosis）：血液中出现过多甲状腺激素导致的情况，是体内起源的。

甲状腺功能减退症（hypothyroidism）：甲状腺激素过少导致的情况。

甲状腺功能亢进症（hyperthyroidism）：任何导致甲状腺激素水平升高的疾病。

甲状腺球蛋白（thyroglobulin）：储存在甲状腺滤泡中的蛋白质，甲状腺激素在此物质上合成。

甲状腺素（thyroxine, T4）：甲状腺分泌的一种主要激素。

甲状腺素结合球蛋白（thyroid-binding globulin, TBG）：主要的甲状腺激素转运蛋白。

甲状腺肿（goiter）：甲状腺变大，结节性或弥漫性。

假两性（psuedohermaphrodite）：表型（外貌）与基因性别相反的人。

假性甲状旁腺功能减退症（psuedohypoparathyroidism）：甲状旁腺激素抵抗障碍，常有特征性体征。

降钙素（calcitonin）：由甲状腺滤泡旁细胞生成的蛋白质激素，调节钙代谢。

胶质（colloid）：甲状腺滤泡中的蛋白质物质，含有甲状腺球蛋白和碘化甲腺原氨酸分子。

居里（Curie）：放射性活度的单位，1 居里（Ci）=3.7×10^{10} 衰变/秒。

巨人症（gigantism）：儿童因生长激素过多而引起的疾病。

卡尔曼综合征（Kallmann's syndrome）：由 GnRH 分泌缺陷引起的低促性腺激素性性腺功能减退症。

抗利尿激素（antidiuretic hormone，ADH 或 vasopressin）：垂体后叶激素，在水的代谢中起重要作用。

抗利尿激素分泌失调综合征（syndrome of inappropriate antidiuretic hormone secretion, SIADH）：抗利尿激素过多导致体内水潴留和低钠血症。

可的松（cortisone）：皮质醇的衍生物。

克兰费尔特综合征（Klinefelter's syndrome）：由 47, XXY 染色体缺陷引起，男性高促性腺激素性性腺功能减退症的常见病因。

库欣病（Cushing's disease）：库欣综合征的一种，由分泌 ACTH 的垂体瘤引起。

库欣综合征（Cushing's syndrome）：由于糖皮质激素过量引起的疾病。

酪氨酸（tyrosine）：一种氨基酸，作为儿茶酚胺和碘化甲腺原氨酸的合成原料。

酪氨酸激酶抑制剂（tyrosine kinase inhibitors）：用于治疗转移性甲状腺癌的化学治疗剂。

类固醇生成急性调节蛋白（steroidogenic acute regulatory protein, StAR）：在将胆固醇转移到线粒体以合成皮质类固醇方面很重要的蛋白质。

卵泡刺激素（follicle-stimulating hormone, FSH）：由垂体前叶产生的一种糖蛋白激素，在性腺调节中起重要作用。

螺内酯（spironolactone）：雄激素和醛固酮拮抗剂，可用于治疗醛固酮增多症和多毛症。

美格替耐（meglitinides）：可用于治疗 2 型糖尿病的短效促胰岛素分泌剂。

男性乳腺发育症（gynecomastia）：男性乳房组织发育异常，通常是良性的。

内分泌干扰物（endocrine disruptors）：能干扰哺乳动物内分泌功能的化学物质（通常是环境中的污染物）。

内源性（endogenous）：起源于体内，如内源性甲状腺功能亢进。

尿崩症（diabetes insipidus）：因抗利尿激素不足而引起的过度口渴和排尿的疾病。

皮质醇（cortisol）（又名氢化可的松，hydocortisone）：肾上腺皮质束状带产生的糖皮质激素。

前列腺素（prostaglandins）：由脂肪酸形成的激素，发挥多种生物学作用。

桥本甲状腺炎（Hashimoto's thyroiditis）：又称桥本病；常见的内分泌疾病，常导致甲状腺肿大和甲状腺功能减退症。

氢化可的松（hydrocortisone）：和皮质醇一样。

去甲肾上腺素（norepinephrine）：由肾上腺髓质和其他神经内分泌组织产生的儿茶酚胺类激素。

全垂体功能减退症（panhypopituitarism）：所有垂体激素缺乏的疾病。

醛固酮（aldosterone）：肾上腺皮质球状带产生的盐皮质激素。

妊娠糖尿病（gestational diabetes mellitus）：在孕期发生的糖尿病。

乳糜微粒（chylomicrons）：大而易浮的脂蛋白，在将食物中的甘油三酯运送到细胞中起重要作用。

噻唑烷二酮类（thiazolidinediones）：胰岛素增敏剂，用于治疗 2 型糖尿病。

三碘甲腺原氨酸（triiodothyronine, T3）：最活跃的一种甲状腺激素，主要由血液中的 T4 在外周转化形成。

三级内分泌失调（tertiary endocrine disorder）：比促激素更高一级的缺陷（例如下丘脑功能障碍）引起的缺陷。

肾上腺素（epinephrine）：由肾上腺髓质和其他神经内分泌组织产生的儿茶酚胺激素。

生长激素（growth hormone, GH）：在正常生长发育中起重要作用的垂体前叶激素。

生长激素释放激素（growth hormone-releasing hormone, GHRH）：刺激生长激素分泌的下丘脑激素。

生长抑素（somatostatin）：下丘脑和胰腺产生的激素，对多种激素有抑制作用。

糖蛋白（glycoprotein）：附着在糖上的蛋白质分子。

糖尿病（diabetes mellitus）：糖代谢紊乱。

糖原（glycogen）：由多个葡萄糖分子组成的短期燃料，储存于肝和肌肉中。

特纳综合征（Turner's syndrome）：女性高促性腺激素性性腺功能减退症的常见原因，典型的45XO核型、身材矮小、蹼状颈和不孕症。

T3 树脂摄取（T3 resin uptake）：间接测量甲状腺结合蛋白，与蛋白质水平成反比。

外源性（exogenous）：来源于体外，例如摄入外源性皮质类固醇。

维生素 D（vitamin D）：一种对肠道正常吸收钙很重要的固醇激素。

细胞因子（cytokines）：免疫细胞分泌的介质，在调节许多内分泌过程中起重要作用。

先天性肾上腺皮质增生症（congenital adrenal hyperplasia）：肾上腺合成酶缺陷，导致类固醇前体积累，造成不同的损害。

纤维酸衍生物（fibric acid derivatives）：治疗高甘油三酯血症的药物。

性发育障碍（disorder of sexual development, DSD）：性别表现可能与基因型不匹配的疾病（例如有两性生殖器）。

性腺功能减退症（hypogonadism）：由于性激素减少引起的疾病。

性早熟（precocious puberty）：青春期过早开始，可能是完全的（中枢的或真的）或不完全的（外周性的）。

血管紧张素 Ⅱ（angiotensin Ⅱ）：在肾素的刺激下肝生成的强效血管收缩剂，促进醛固酮分泌的促激素。

X 综合征（syndrome X）：高胰岛素血症、高血压、葡萄糖不耐受、高脂血症和动脉粥样硬化综合征。

X 射线（X-rays）：核运动后从原子的壳层发射的高能光子。

烟酸（nicotinic acid）：维生素 B_3，高剂量时可治疗高脂血症。

胰岛淀粉素激动剂（amylin agonists）：胰腺激素胰岛淀粉素的类似物，可作为胰岛素的辅助物。

胰岛素（insulin）：由胰腺 β 细胞产生的蛋白质激素，对正常的葡萄糖代谢很重要。

胰高血糖素（glucagon）：由胰腺 α 细胞产生的蛋白质激素，胰岛素拮抗剂。

原发性内分泌失调（primary endocrine disorder）：靶腺本身有缺陷所导致的内分泌失调。

孕酮（progesterone）：一种女性生殖周期中重要的类固醇激素。

载脂蛋白（apolipoproteins）：脂蛋白的组成组分，存在各种形式。

正常甲状腺功能病态综合征（euthyroid sick syndrome）：患者甲状腺功能正常，但蛋白质结合改变导致总 T3 和（或）T4 水平低而游离水平正常的疾病。

正电子（positron）：带正电荷的 β 粒子。

肢端肥大症（acromegaly）：成年人因生长激素过多而引起的疾病。

脂蛋白（lipoprotein）：在全身运送脂质的分子。

脂类（lipids）：为身体提供长期能量并具有其他功能的分子（甘油三酯），有些是致动脉粥样硬化的。

自身免疫病（autoimmune disease）：由身体产生的抗体对抗自身器官而引起的疾病。

β 粒子[Beta（β）particle]：原子衰变后从原子核中释放出的电子，带负电。

（康继宏）

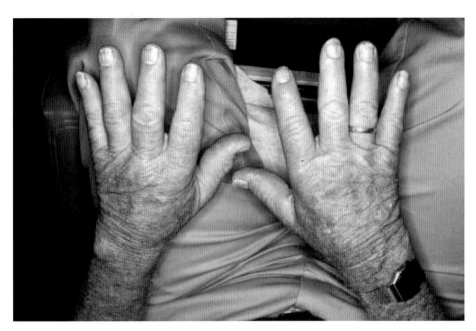

肢端肥大症患者的手

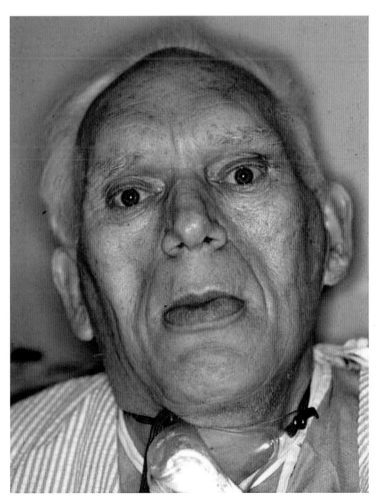

肢端肥大症患者的面部

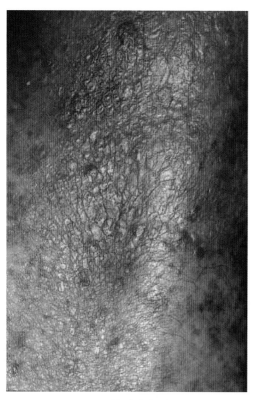

胫骨前黏液水肿

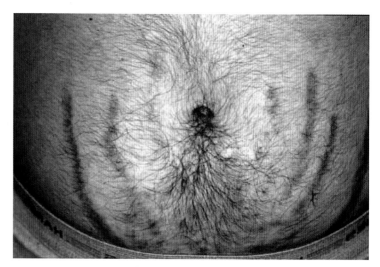

库欣综合征患者的条纹

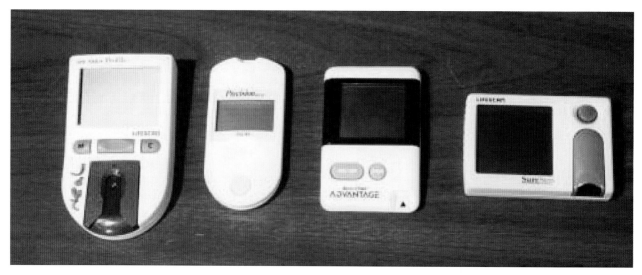

家用血糖仪

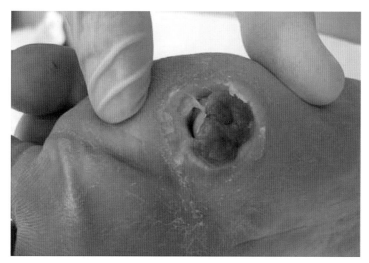

糖尿病足溃疡

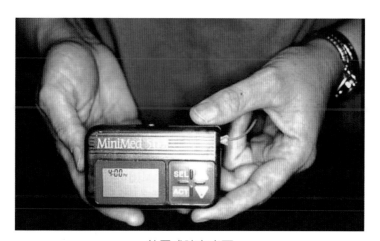

外置式胰岛素泵

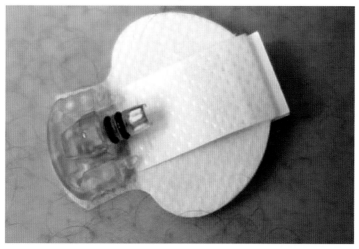

连续性血糖传感器

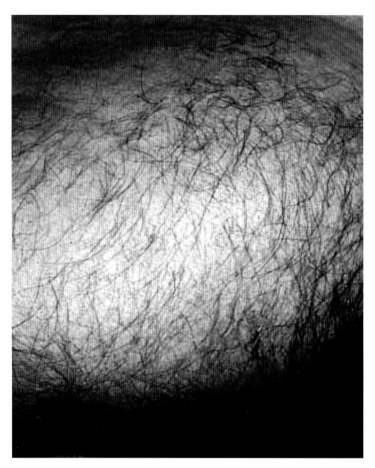

卵巢男性化肿瘤继发的严重多毛

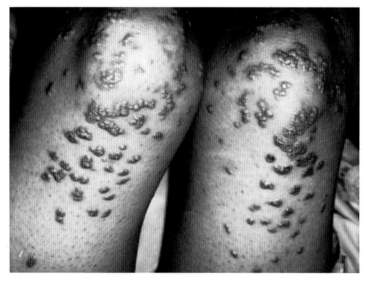

发疹性黄色瘤